U0342637

瞭望者

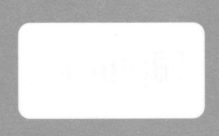

昔聖朝

暨南文库·新闻传播学

JINAN Series in Journalism & Communication

暨南文库·新闻传播学

JINAN Series in Journalism & Communication

老年抑郁干预的
"体感化"体系构建

李锦辉　编著

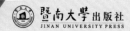

中国·广州

图书在版编目（CIP）数据

老年抑郁干预的"体感化"体系构建 / 李锦辉编著. —广州：暨南大学出版社，2023.11
（暨南文库.新闻传播学）
ISBN 978 - 7 - 5668 - 3805 - 6

Ⅰ．①老… Ⅱ．①李… Ⅲ．①老年人—抑郁症—防治 Ⅳ．①R749.4

中国国家版本馆 CIP 数据核字（2023）第 212033 号

老年抑郁干预的"体感化"体系构建
LAONIAN YIYU GANYU DE "TIGANHUA" TIXI GOUJIAN

编著者：李锦辉

出 版 人：阳 翼
责任编辑：曾鑫华　冯月盈　张馨予
责任校对：刘舜怡　潘舒凡　王雪琳　梁安儿
责任印制：周一丹　郑玉婷

出版发行：暨南大学出版社（511443）
电　　话：总编室（8620）37332601
　　　　　营销部（8620）37332680　37332681　37332682　37332683
传　　真：（8620）37332660（办公室）　37332684（营销部）
网　　址：http://www.jnupress.com
排　　版：广州尚文数码科技有限公司
印　　刷：广州市金骏彩色印务有限公司
开　　本：787mm×1092mm　1/16
印　　张：11.75
字　　数：210 千
版　　次：2023 年 11 月第 1 版
印　　次：2023 年 11 月第 1 次
定　　价：49.80 元

前 言

··· ···

    在全世界范围内，随着老龄化的加剧，老年人的精神健康成为社会非常关注的一个公共卫生议题。抑郁症是危害老年人生活的一种严重疾病。作为临床抑郁症的一种亚范畴，老年人中阈下抑郁症的患病率很高，然而在老年医学领域中关于它的研究并不常见。阈下抑郁症主要指的是具有抑郁状态表现，但是在临床症状诊断上不符合抑郁症诊断标准的一种心理亚健康现象。在老年群体中，阈下抑郁症的患病率至少是抑郁症的两倍，并且会对个人和社会带来许多负面后果。国内老龄化现象日益严峻，养老机构的老年人中阈下抑郁症的患病率也高达44%（刘顺芳等，2023）。2015年10月，党的十八届五中全会提出要"积极开展应对人口老龄化行动"，表明了我国实现积极老龄化的决心。虽然国内不少学者围绕积极老龄化政策的基础理论和实践文本、必要性和可行性、路径选择等方面进行了研究，但是甚少从新科技角度来探讨积极老龄化的解决方案。

    纵观生物学到心理学的各种抑郁症治疗方法，运动治疗法经常被认为是治疗阈下抑郁症的一种有效且经济的非临床干预方法。而随着科技的发展，作为运动的一种新兴形式，体感游戏（exergame）能够把肢体运动和视频游戏结合起来。最近几年，国际上一些前沿的研究尝试把体感游戏作为抑郁症的干预方式，探讨了其可行性和初步效果。然而，由于这一领域缺乏严格的对照研究，学界对体感游戏治疗阈下抑郁症的真正有效性仍然很不清楚，尤其是不确定它是否适用于老年群体。因此，探讨体感游戏对老年阈下抑郁症的治疗效果和潜在影响因素，具有非常重要的学术理论意义和健康实践意义。

    本书将从新兴学科领域的视角，通过"理论－方法－应用"的技术路线，提出构建老年抑郁干预的"体感科技化"体系，并进一步探讨其在不同环境和影响因素下的成效作用。这不仅是积极老龄化议题研究的现实问题，也是交叉学科发展探究的学术问题。本书的内容涵盖了该领域关注的重要问题，相关议题的起源和发展，过往发现的汇总和分析，还有实证研究的设计和探索。本书梳理并借鉴了社会学、心理学、医学、人机交互的相关理论，由此挖掘和构建老年抑郁干预"体感化"的理论框架，以探讨体感平台效应、游戏模式效应、代际互动效应等新问题，为中国的相关领域研究提供创新的理论视角。首先，书中引入心流理论、社会认知理论、活动理论、技术接受模型等理论，这些理论不仅加强了实证研究所提出的理论依据，也为未来进行以促进心理健康为目标的体感干预研究提供了宝贵的知识支撑和理论基础。其次，系统综述和荟萃分析中的亚组分析通过识别潜在调节因子对抑郁症的影响，为体感游戏的文献资料增加了有价值的视角。由于体感游戏是抑郁干预方面一个非常新的研究课题，确定这些潜在调节因子将有助于丰富该领域的理论，并对相关领域未来的研究趋势提供了重要启示。

本书第一部分主要通过老年抑郁问题和体感技术介入的社会现象，阐述其中所空缺的理论知识，从而得出需要通过实践研究来构建和验证老年抑郁干预的"体感化"体系的结论。第二部分为核心内容，分别从不同影响因素来阐述体系构建的过程。第三部分则汇总本书的重要观点，在理论和实践层面上探讨数字化健康干预在促进我国积极老龄化进程中所起到的作用。

通过体感游戏干预抑郁是最近几年国际上很前沿的研究课题。在人口老龄化进程加快和阈下抑郁症高发的国内背景下，深入探讨老年抑郁干预"体感化"的课题就十分必要。本书提出数字时代下促进积极老龄化的解决方案，并加速国内与国外相关领域研究的接轨和融合，研究的实践成果将有效填补国内新型抑郁干预研究中存在的空缺和不足。本书把主要发现和国内的研究现状有机结合在一起，详细阐述和探讨这些结论如何启发和应用于国内的老年抑郁干预。最终成果可以为解决中国老龄化问题提供具体的指导建议，并从政策和实施角度详细分析体感游戏作为抑郁干预的方法在中国的未来发展方向。此外，本书的研究结果可启发和推广到其他社会文化背景相似的国家和地区，以期在国际实践中提供创新的中国经验和中国方案。

本书基于笔者最近几年在该领域的相关研究成果，书中的探讨为积极老龄化研究做出了贡献，为学界对如何通过新科技改善老年人的抑郁情况和促进社会心理健康提供了丰富且具体的理论和实践支撑，希冀能为未来中国日益严峻的老龄化问题带来一些新的理论思维和实践策略。

李锦辉

2023 年 9 月于暨南园

目　录
Contents

001　前　言

001　第一部分　抑郁干预的"体感化"进程

　002　第一章　老年抑郁治疗的新曙光

　　002　第一节　老龄化的社会挑战

　　004　第二节　抑郁干预的新出路

　　006　第三节　"体感化"的主要议题

　　008　第四节　研究路径

　　010　第五节　主要研究方法

　012　第二章　抑郁干预技术的发展回顾

　　012　第一节　老年群体的阈下抑郁困境

　　016　第二节　抑郁干预措施综述

　　022　第三节　运动治疗法的兴起

　　025　第四节　运动对抑郁的影响机制

　　028　第五节　体感科技的介入

　033　第三章　体感游戏的社会心理效应

　　033　第一节　文献的搜索范围

　　035　第二节　体感游戏的抗抑郁效应

　　046　第三节　体感游戏的社会效应

055　第二部分　抑郁干预"体感化"的影响因素

　056　第四章　体感平台因素

　　056　第一节　平台作用的理论构建

　　061　第二节　平台作用的实验设计与分析

　　067　第三节　作用效果的差异与拓展

　072　第五章　同伴模式因素

　　072　第一节　同伴模式作用的理论构建

078　第二节　同伴模式作用的实证分析

086　第三节　同伴模式作用的影响机制延伸讨论

090　第六章　代际互动因素

090　第一节　代际互动作用的理论构建

095　第二节　代际互动作用的实证分析

104　第三节　代际互动作用的实践启示

111　第三部分　老年抑郁干预"体感化"的设计开发

112　第七章　基于适老原则的游戏设计

112　第一节　适老性游戏的设计实践

118　第二节　适老性游戏的实证分析

122　第三节　适老性游戏的应用前景

125　第八章　中国老年抑郁干预的发展方向

125　第一节　中国老年群体与抑郁症

128　第二节　中国推行体感技术干预老年抑郁的可行性

131　第三节　中国推行体感科技过程中产生的问题

137　第四节　中国老年抑郁"体感化"干预的路径探究

150　第九章　结语

150　第一节　数字化健康干预的作用

152　第二节　体感科技化未来发展与研究方向

153　第三节　老年抑郁干预领域的理论与实践贡献

155　参考文献

第一部分

抑郁干预的"体感化"进程

……

第一章　老年抑郁治疗的新曙光

随着全球老龄化的加剧，老年人群的精神健康成为社会非常关注的一个公共卫生议题。而其中抑郁症是重中之重，它是危害老年人生活的一个非常严重的疾病。本章介绍了体感科技作为老年抑郁症干预的社会背景和意义，阐述了用体感游戏治疗老年抑郁症的理论框架是如何构建的，并进一步检验了其在不同环境和影响因素下的实践成效。

第一节　老龄化的社会挑战

我们周遭的世界正在经历严重的人口老龄化。

自 20 世纪中叶以来，老年人口在总人口中所占比例不断上升，这种现象已经成为全球人口变化的一个主要趋势。联合国的一份报告中指出①，2015 年 60 岁及以上的老年人总数为 9.01 亿，占全球人口的 13%。该报告也预测，这一数字将在 2050 年翻一番，达到近 21 亿。人口老龄化现象可以说是无处不在，不过其严重程度还是因国家和地区而异。在欧洲地区，老年人将会在未来 40 年后成为人口中占比最大的年龄群体，其比例将会在 2060 年增加到 28%。80 岁及以上的人口也将从 5% 增加到 12%，几乎和 2060 年的年轻人口持平。在美国，2012 年的老年人总数为 4 310 万，2050 年也将会增加 1 倍。而在亚洲地区，2014 年的老年人口已高达 3.3 亿，预计到 2034 年也将增加 1 倍。人口老龄化的问题早已引起了社会公众对老年人身心健康的担忧。

中国是世界上人口最多的发展中国家之一，与发达国家相比，人口老龄化进程超前于经济社会发展，面临的挑战更大，应对的任务更重。② 根据国家统

---

① HelpAge International. Global AgeWatch Index 2015. (2015 - 10 - 1)［2023 - 09 - 10］. https://www.helpage.org/silo/files/global_agewatch_index_2015_insight_report.pdf.

② 邹波. 中国老龄化的现状与积极应对. 中国民政, 2017 (20)：42 - 44.

计局发布的人口数据，到 2021 年底，全国 60 岁及以上老年人口有 2.67 亿，占总人口的比例为 18.9%，是目前世界上唯一一个老年人口超过 2 亿的国家。预计中国老年人口 2025 年将突破 3 亿，2033 年将突破 4 亿，2053 年将达到峰值 4.87 亿，届时将占全球老年人口的 1/4。在过去十年间，我国老年人口比重逐年上升，人口老龄化、高龄化趋势日益明显。我国虽然进入老龄化社会较晚，但从老龄化过渡到高龄化阶段的时间远远短于法、英、德、美等发达国家，仅次于韩国和新加坡。可见，我国老龄化发展迅速，形势不容乐观。面对这个社会性问题，党和国家一直高度重视老龄工作。早在 2000 年党中央和国务院颁布《关于加强老龄工作的决定》，全面部署了老龄工作。党的十八大报告也明确提出，积极应对人口老龄化，大力发展老龄化服务事业和产业。紧随其后的十八届五中全会也聚焦于老年社会的问题，指出要"积极开展应对人口老龄化行动……建设以居家为基础、社区为依托、机构为补充的多层次养老服务体系，推动医疗卫生和养老服务相结合"。这些政策的提出和实践都表明了我国实现积极老龄化的决心。

随着近几十年来医学科技的进步，老年人的生理健康已经得到了显著的改善，但他们的心理健康状况不容乐观，这仍然是一个严峻的社会挑战。目前国内外很多的研究都显示，老年群体仍然遭受着严重的心理疾病和精神障碍，而且其患病率明显高于普通人群（Cheng et al.，2009）。一方面，随着老年人的社会角色转变、社会活动减少以及身体机能衰退和抗疾病能力减弱，他们开始对自身价值产生负面的认知，从而滋生了自卑、孤独、失落、抑郁、多疑等众多心理问题；另一方面，由于社会结构变迁、家庭功能弱化，亲人（如子女、伴侣等）的远离也越发让老年人产生生理和精神的空虚。不少研究表明，由于社会隔离而产生的负面情绪均会导致老年人出现心理健康问题，而其中最引人关注的就是抑郁症。[①] 抑郁症是老年人晚年最常见的心理精神疾病，也是困扰老年群体的主要问题。目前老年抑郁症已经成为世界各个国家和地区政府十分关注的公共卫生问题。

抑郁症会给老年人的身心带来许多不良的影响，例如降低其身体免疫力、

---

① 程新峰，刘一笑，葛廷帅. 社会隔离、孤独感对老年精神健康的影响及作用机制研究. 人口与发展，2020（1）：76－84，96.

造成残疾甚至导致患者自杀。国外学者 Barua 等人①通过回顾过去 50 年发表的关于老年抑郁症患病率的研究后发现，全球范围内平均约有 13% 的老年人患有抑郁症。然而，这仅仅是冰山一角。据报道分析，还有数量更为庞大的老年群体患有一些没有达到临床诊断标准的抑郁症状。这些症状是抑郁症的一种新亚型，通常被定义为"阈下抑郁"（subthreshold depression）②③。许多国家的调查显示，55 岁及以上的人患有阈下抑郁症的概率很高。美国的统计资料显示，老年人阈下抑郁症的患病率高达 40%。阈下抑郁症正以更高的患病率、更快的增长率悄然危及人类。阈下抑郁症与抑郁症一样，当发展到严重程度时，均会导致患者家庭破裂或自杀，且阈下抑郁症危及人群更广，临床症状更隐匿。对老年人而言，阈下抑郁症对生活质量的影响程度不亚于抑郁症，甚至患有阈下抑郁症的病人也更容易患上抑郁症。目前阈下抑郁症在我国临床上尚未被广泛识别，在专科医生培训和社区服务的提升上依然还有很多尚未完善的地方，因此如何有效地预防和治疗老年阈下抑郁症成为社会各界的迫切需要。

第二节 抑郁干预的新出路

抗抑郁药是老年人抑郁症临床实践中经常使用的一种治疗方法，不过它们是否适合用于阈下抑郁症仍然存在很大的问题。同时，相较于其他年龄段的人群来说，老年人对抗抑郁药的接受度比较低。尤其是对于一些已经在服用多种药物的老年人，考虑到他们脆弱的身体情况，医生会尽量避免给他们开抗抑郁药。社会心理干预是解决药物缺陷的一种有效的抑郁疗法，也是药物治疗的重要补充。社会心理干预可以理解为针对抑郁症使用的一些不同形式的社会疗法或心理疗法。近几十年，国内外的研究证据都能表明社会心理干预对治疗抑郁症有着显著的作用，其中比较常见的是心理疗法、回忆疗法、音乐疗法和运动

① BARUA A, GHOSH M K, KAR N, et al. Prevalence of depressive disorders in the elderly. Annals of saudi medicine, 2011, 31（6）：620 – 624.

② LYNESS J M, KING D A, COX C, et al. The importance of subsyndromal depression in older primary care patients：prevalence and associated functional disability. Journal of the American geriatrics society, 1999（47）：647 – 652.

③ LAVRETSKY H, KUMAR A. Clinically significant non-major depression：old concepts, new insights. The American journal of geriatric psychiatry, 2002（10）：248 – 253.

疗法。在众多不同类型的社会心理干预中，运动疗法（体育锻炼）是一种有效的治疗方法。与其他社会心理干预措施相比，运动能够改善身体健康状况，这对老年人来说非常重要。此外，运动也可以节省高额的医疗成本、减少必要的人工援助，同时对空间和时间的限制也比较少。

运动作为治疗抑郁症的一种潜在治疗策略，其实已经被研究了很长一段时间。在国外的研究里，不少荟萃分析（Meta-analysis）的结果均发现运动能改善不同年龄段人群的抑郁症状，对他们的心理健康有着非常积极的作用（Josefsson et al.，2014）。这些研究里当然也包括运动对改善老年抑郁的实践证据（Blake et al.，2009；Sjösten & Kivelä，2006）。国内也有不少研究（沈雁华等，2018；王飞英等，2018）发现运动干预能降低中老年人焦虑和抑郁的程度，有效改善中老年人的消极情绪，因此都鼓励中老年人在日常生活中多参加适合自己的体育运动。然而，过往的研究大多都集中在验证运动干预对老年抑郁症的治疗功效上，很少聚焦于其对阈下抑郁症的治疗功效上。只有一项在2007年发表的临床试验[①]测试了为期16周的运动计划对患有阈下抑郁症的老年人的影响，结果显示，相较于常规的护理疗法，运动疗法在改善老年人的临床抑郁程度上有着明显的优势和成效。因此，对于患有阈下抑郁症的老年人来说，运动疗法似乎是一种廉价、方便且有效的治疗方法。

近年来随着数字游戏技术的发展和普及，作为传统运动的新形式，体感游戏现在越来越受大众欢迎，使用人数也在迅速地增长。根据美国运动医学院给出的定义，体感游戏是指结合数字技术的运动模式，需要用户付出某些体力活动才能进行的电子游戏。学者 Oh 和 Yang[②] 在2010年进一步把体感游戏详细定义为"一种体验性活动，在玩电子游戏的过程中需要体力输出或运动；不仅仅是久坐，还应当包括力量、平衡及柔韧性的活动"。同时，研究还发现体感游戏消耗的体能与传统体育锻炼相近，甚至是更多。目前不少国家已经开展了相应研究项目，旨在探讨体感游戏对心理健康可能产生的影响，而这些进展使得社会大众更加了解体感游戏对于心理及精神健康的有益之处。国内也有学者开始

---

① BRENES G A, WILLIAMSON J D, MESSIER S P, et al. Treatment of minor depression in older adults：a pilot study comparing sertraline and exercise. Aging & mental health，2007，11（1）：64 – 67.

② OH Y, YANG S. Defining exergames & exergaming.（2010 – 01 – 01）[2023 – 09 – 01]. https：//meaningfulplay. msu. edu/proceedings2010/mp2010_paper_63. pdf.

对体感游戏在中国老年人康复领域的应用进行研究,探索这种运动形式在提升力量、平衡能力以及增强记忆力和注意力等方面的效果。例如,白珊珊和朱宏伟[1]就对阿尔茨海默病患者实施体感互动游戏干预,发现它可以有效改善阿尔茨海默病患者的记忆力、注意力、计算力与语言能力;同时也发现阿尔茨海默病患者易于接受体感游戏,因此这种干预具有很高的临床应用推广性。孙萌和孙奎松[2]的研究则发现任天堂Wii的运动类游戏能够达到中等强度的运动水平,在改善老年人平衡能力及疾病康复方面有一定的作用。不过,纵观所有的相关研究,很少探讨到把体感游戏作为精神健康干预的层面上来,更别说是验证其在治疗老年抑郁症上的成效。

第三节　"体感化"的主要议题

老年抑郁症的高患病率和所产生的负面影响是本书的主要研究动机。虽然抑郁症患者仍然需要依赖于专业药物和传统心理治疗,但对于缓解老龄化人群的阈下抑郁症,寻找合适且有效的替代方法是有可能的,而且也是十分必要的。最近也有一些研究在日常保健甚至是临床医疗实践场景中,探讨体感游戏作为抑郁症替代疗法的可行性和初步效果。不过这些研究还处于一个比较表面和浅显的阶段。因此有关阈下抑郁症和体感游戏的研究领域仍存在许多空白和模糊之处。

首先,早期的研究分析了体感游戏对抑郁症的影响,但其产生的总体效果尚未在现有文献中得到体现。一些关于治疗抑郁症的研究报告声称,体感游戏能够显著降低抑郁症的发病率;不过另一些研究却出现了不显著甚至是与之相反的结果。因为这些研究是在不同的背景文化地区、不同的被试群体以及不同的数据收集方法下进行的。所以,这一前沿研究领域目前还缺乏明确的总体效能汇总和比较分析。

其次,前人的研究其实已经验证了运动干预对老年抑郁的积极影响,其中

---

① 白珊珊,朱宏伟. 体感互动游戏在老年痴呆患者认知功能改善中的应用. 中华现代护理杂志,2020(10):1359－1364.

② 孙萌,孙奎松. Wii 运动类游戏在健身和疾病康复中应用的研究. 体育世界(学术版),2016(27):176－178.

也不乏治疗阈下抑郁症的证据。因为体感游戏也涉及体育运动的内容，其实不难推断出它很可能会对阈下抑郁产生类似的积极影响。另外，与传统形式的运动相比，体感游戏具备各种仿真模拟技术，例如逼真的虚拟现实（virtual reality）科技、引人入胜的视觉和听觉效果，都会使活动锻炼更具互动性和趣味性。但体感游戏的这些前沿技术是否会对老年阈下抑郁产生一定的影响，至今还不是十分清楚。因此需要对该领域知识的空缺进行实证研究，以检验体感游戏是否会产生与传统运动不同的效果和影响。

再次，现存的研究缺乏对体感游戏中潜在影响因素的分析，同时关于体感游戏效果的结论也存在很大差距。在电子游戏研究领域，学者已经提出了几个可能会影响体感游戏效果的因素，包括操控器的设计①、运动的强度②，还有游戏角色的外观等③。然而，这些因素大多数都与运动动机或机能改善有关。截至目前，还没有专门的研究来探索体感游戏中与治疗抑郁症相关的影响因素。这一方面的结论十分重要，它将有助于拓展体感游戏领域的研究，为如何提升体感游戏在治疗老年抑郁中的作用提供充足的理论支持。

最后，我国是一个人口老龄化日益严峻的国家。最近的资料也显示阈下抑郁在中国老年人的发生率接近20%（Xiang et al.，2018）。尽管如此，国内对老年人的新型抑郁干预手段的研究仍存在很大的空缺和不足。虽然国内不少学者围绕积极老龄化政策的基础理论和实践文本、必要性和可行性、路径选择等方面进行研究④⑤⑥，但是甚少从新科技角度来探讨积极老龄化的解决方案。由此可见，我们急需从政策和实施角度探讨通过体感游戏进行抑郁干预在中国的发展方向，及其运用于解决中国老龄化问题的具体指导建议。

---

① PARK T，LEE U，MACKENZIE S，et al. Human factors of speed-based exergame controllers. Toronto，Ontario，Canada：Paper presented at the Proceedings of the 32nd annual ACM conference on Human factors，2014.

② MCNARRY M A，MACKINTOSH K A. Investigating the relative exercise intensity of exergames in prepubertal children. Games for health jounral，2016，5（2）：135 – 140.

③ LI B J，LWIN M O，JUNG Y. Wii，myself，and size：the influence of proteus effect and stereotype threat on overweight children's exercise motivation and behavior in exergames. Games for health journal，2014（1）：40 – 48.

④ 刘雪明，陈沁. 积极老龄化政策研究的回顾与前瞻. 井冈山大学学报（社会科学版），2019（3）：78 – 81.

⑤ 同春芬，刘嘉桐. 积极老龄化研究进展与展望. 老龄科学研究，2017，5（9）：72 – 75.

⑥ 邬沧萍，谢楠. 关于中国人口老龄化的理论思考. 北京社会科学，2011（1）：5 – 7.

考虑到前文阐述的研究困境，本书聚焦运用体感游戏治疗老年抑郁症，尤其是阈下抑郁症。要探讨的问题包括：

（1）体感游戏作为老年抑郁干预是如何发展起来的？

（2）哪些内外因素会影响体感游戏对老年阈下抑郁干预的效果？这些影响是如何产生的？

（3）如何构建适合中国国情的老年抑郁干预的"体感化"体系？

第四节　研究路径

本书主要阐述了老年抑郁干预的"体感化"体系的构建过程，共分为三部分：

一、抑郁干预的"体感化"进程

第一部分主要聚焦于抑郁干预的历史发展和体感科技的介入效应，从概念层面提出"是什么"的问题，从而勾勒出本书的主体研究脉络。有关抑郁干预的研究虽由来已久，但是随着该问题域的不断拓展，它所涵盖的议题越来越多，涉及的知识也越来越广。抑郁的定义、对象的特征、干预的手段等都发生着日新月异的变化。我们需要对抑郁干预领域的建设起点、基本概念、研究方向进行历史的、全面的、系统的梳理，才可以进一步讨论老年抑郁干预的突破和创新。

第一章"老年抑郁治疗的新曙光"：此章主要通过老年抑郁问题和体感技术介入的社会现象，阐述其中所空缺的理论知识，并得出需要通过实践研究来构建和验证老年抑郁干预的"体感化"体系的结论。

第二章"抑郁干预技术的发展回顾"：此章详细阐述了有关老年抑郁的学术概念和研究进程，厘清阈下抑郁的基本内涵和负面影响。此外，对抑郁干预治疗方法进行详尽系统的文献综述，尤其是对比分析了运动锻炼对治疗阈下抑郁症的优越效果和影响机制。

第三章"体感游戏的社会心理效应"：此章进一步汇总和分析了体感科技介入后所产生的社会心理作用，从宏观层面汇总了体感游戏对治疗抑郁症的总体效果，为体感游戏作为潜在干预提供了最新证据。同时也探讨影响其有效性的潜在调节因子，为日后的研究提供理论和实践的启示。

二、抑郁干预“体感化”的影响因素

第二部分则具体分析了体感游戏作为抑郁干预时不同层面的影响因素，这是从解释层面提出的“怎么样”的问题，它是本课题的重要学术支撑。作为一个交叉研究领域，研究体感游戏作为老年抑郁干预具有一定的独特性，并具有很大的理论探讨空间。当前，国内外的相关研究才刚刚起步，相关的理论体系尚未成型，研究结论十分单薄。为了给老年抑郁干预的“体感化”体系提供扎实的理论基础，这一部分结合了有关人机交互、社会心理以及行为科学领域的几种相关理论，构建出有关体感游戏影响社会心理的理论框架，并且通过实证的实验研究验证相应的影响机制模型，以此作为佐证。抑郁干预“体感化的影响”因素主要包括：

第四章“体感平台因素”：此章主要通过心流理论、社会认知理论来构建其作用体系。借助于数字引擎和体感设备等先进的技术，体感游戏可以呈现出声像、影像与图像的融合，从而增强了运动的视觉交互品质。相比传统的运动更能提升老年人的积极情绪，进而更好地降低阈下抑郁情况的发生。

第五章“同伴模式因素”：此章主要通过社会支持理论等来构建其作用体系。与单人游戏相比，多人体感游戏模式可以给老年人创造更多的社交互动和交流机会，使其产生强烈的虚拟支持感和联系感。而这种支持感和联系感可以增加对老年人的社会支持，减少其在现实生活中的孤独感，从而减轻其抑郁程度。

第六章“代际互动因素”：此章主要通过社会认同理论、活动理论等来构建其作用体系。老年人和年轻人共同进行体感游戏可以显著降低老年人的社会焦虑，提高他们与人相处和交往的兴趣。从这个意义上讲，老年人与年轻人之间的代际互动和沟通可以提升体感游戏对改善老年群体抑郁的作用。

三、老年抑郁干预“体感化”的设计开发

第三部分则是在前面两部分的基础上探索如何设计和开发更有针对性和效

能性的体感化老年抑郁干预方案，这是从应用层面提出的"如何做"的问题，呈现了本书的核心思想。在明确了老年抑郁干预"体感化"的历史进程及把握其重要影响因素之后，有必要根据应用场景继续追问未来的具体设计方案，从而构建出更好的、能改善老年抑郁的体感化干预体系和操作方案。为了有效地提升体感游戏对老年群体的健康干预效果，这一部分主要探讨以下三个方面的内容：

第七章"基于适老原则的游戏设计"：此章针对老年群体的身心特征，阐述了体感化干预的创新设计纲要，包括选择偏好主题、设定合适的难度以及开发适老化的界面，并通过随机对照实验方法分析评估了老年用户对基于这些纲要设计的新款体感游戏的接受程度和社会心理效应。

第八章"中国老年抑郁干预的发展方向"：此章主要回应《"健康中国2030"规划纲要》的政策目标，从社会和国家层面详细分析体感化的老年抑郁干预在具体环境中实施过程存在的问题和可能的解决方案，并提出相应的指导意见和政策支持。同时结合本书的重要结论，深入讨论体感技术作为老年抑郁干预在中国所扮演的重要角色以及未来的发展方向。

第九章"结语"：此章汇总本书重要观点，在不同层面上探讨数字化健康干预在促进我国积极老龄化进程中所起到的作用。这些探讨为积极老龄化研究领域作出了突破性的贡献，为学界对如何通过新科技改善老年人的抑郁情况和促进社会心理健康提供丰富且具体的理论和实践支撑。

第五节　主要研究方法

本书呈现的内容和观点主要运用了以下三种研究方法进行支撑和验证，其中涵盖定量和定性两种分析方法。

一、系统综述

系统综述是针对明确定义的特定问题，对其既有文献进行高度严密的评价，系统地搜索、分辨、选择、评价和综合与课题有关的研究证据。系统综述被认为是最客观和科学的研究证据来源，对以证据为准的临床研究来说发挥着非常关键性的作用。系统综述运用在第一部分，主要是汇总和分析了体感游戏在治疗抑郁症和提升社会心理效应的效果上提供的完整、前沿的证据。同时在系统综述中，本书引入荟萃分析的量化资料分析方法，使用统计方法整合相关研究中各自独立的预估效果，计算了体感游戏对抑郁症的总体影响效度，并通过亚组分析找出影响体感游戏中抗抑郁的潜在影响因子。

二、随机对照实验

随机对照实验是一种公认的评价干预措施的金标准，基本方法是将研究对象随机分组，对不同组实施不同的干预，以对照效果的不同。本书在第二和第三部分通过几个循序渐进的随机对照实验，验证老年抑郁干预"体感化"理论体系中几个重要影响因素的效能。具体来说，对比了体感游戏与传统运动、双人模式与单人模式以及差异化年龄同伴沟通在影响老年阈下抑郁和其他相关社会心理变量方面的区别。为了客观科学地检验出这些因素所起的作用，在分析实验数据时使用了高级的统计数据方法，包括双因素多元方差分析、三因素多元方差分析以及结构方程模型等，利用统计建模技术来对体感干预的作用路径进行量化分析和图像化呈现。

三、深度访谈

深度访谈的主要作用在于通过深度细致的访谈，获得丰富生动的定性资料，并通过研究者主观的、洞察性的分析，从中归纳和概括出重要的解释性结论。深度访谈主要运用在本书的第三部分，通过定性资料收集分析方法，深入挖掘体感游戏中增加创新的适老性设计、融合抑郁干预理论框架后对提升老年群体心理健康的主要效应。访谈的目标群体为参与了创新体感游戏的老年用户，半结构化的访谈提纲内容主要参照技术接受模型和行为认知理论，涉及感知技术作用、态度、社会心理健康等认知心理维度。通过扎根理论方法对访谈资料进行三级编码，反复提炼、比较和讨论后，构建出一套适用于国内老年心理健康的"体感化"抑郁干预具体方案。

第二章 抑郁干预技术的发展回顾

随着抑郁症干预研究领域的扩大，其涉及内容也发生了日新月异的变化。因此，本书需要对该领域的出发点、基本概念、研究方向等进行全面、系统的回顾，才能深入探讨老年抑郁干预的理论突破和实践创新。本章阐述了有关老年抑郁的学术概念和研究进程，尤其是阈下抑郁的定义和负面影响。此外，对抑郁干预的治疗方法进行了详尽系统的文献综述，主要对比分析了运动锻炼对治疗阈下抑郁症的优越效果和影响机制。

第一节 老年群体的阈下抑郁困境

一、抑郁症

美国精神病学协会修订的第五版《精神疾病诊断和统计手册》（DSM – 5；2013）指出，临床抑郁症的界定为当在至少两周的时间里表现出"情绪低落"或者"对生活活动失去兴趣或乐趣"的状态，并且几乎每天出现至少五种（共七种）对社会、工作或其他具有重要功能领域工作造成重大损害的临床症状。这七种症状包括：感觉自身毫无价值或时常产生不适当的内疚感（feelings of worthlessness or inappropriate guilt）、无法集中精力或做出有效的决定（diminished ability to concentrate or make decisions）、时常感到疲劳（fatigue）、精神反应变得极端激动或迟钝（psychomotor agitation or retardation）、失眠或嗜睡（insomnia or hypersomnia）、体重或食欲有着显著的下降或增加（significant decrease or increase in weight or appetite），并且经常反复出现死亡或自杀的意念（thoughts of death or suicidal ideation)①。2019 年世界卫生组织出版的《第十一版国际疾病分类》（ICD – 11）也根据一定数量的抑郁症状规范了对这种疾病的诊断。无论是在临床还是在社区环境中，抑郁症都是一种高度普遍的精神疾病。

一般而言，老年人是抑郁症的高危人群。在国内，55 岁以上老年人罹患抑郁症的比例高达 15%。而在患有躯体疾病的老年人中，抑郁症的发生率甚至高达 55%。抑郁症不仅是老年期最常见的一种精神障碍，也是造成其自杀的最常见原因之一。诱发老年人抑郁症的因素有很多，例如退休后失去生活目标、子女不在身边、老伴突然离世、长期慢性病引起的继发性抑郁，甚至还有因隔代带娃有苦难言而导致的抑郁。老年期是人生的一个特殊时期，由于生理、心理上的变化，老年人对生活的适应能力减弱，任何应激状态都容易引起抑郁等心理障碍。然而，老年抑郁症的表现和青壮年有所不同，具有隐匿性和不典型性，也因此常常被误诊和漏诊。抑郁症最核心的症状是情绪低落，而在老年抑郁症患者中，常见的特点则是自信心下降、兴趣减退、做什么事都觉得没意思。老年抑郁症患者的焦虑情绪会很突出，有时甚至会掩盖低落的情绪。抑郁症也会影响到老年人的思维反应，轻则发呆沉默、语速行动迟缓，重则出现情感淡漠，对外界刺激无动于衷，不能体验乐趣，不愿参加正常活动，甚至远离人群。

二、阈下抑郁

然而在日常生活中，有更大数量的人群表现出低于抑郁症临床标准的症状。由于 DSM – 5 和 ICD – 11 的界定标准，在诊断和帮助这类患病人群时，临床医生和护士经常遇到不少的问题和困境。与临床抑郁症不同，分类系统对"阈下抑郁"没有明确的公认定义。有学者在对阈下抑郁的定义进行系统回顾时发现，大多数研究是根据 DSM – 5 中的条件对其进行定义的，其中包含"抑郁情绪或对事物失去兴趣，但临床症状少于五个，或者没有严重障碍"。同样地，英国国家精神卫生合作中心在 2010 年指出，与阈下抑郁最接近的是"轻度抑郁"（minor depression），这是 DSM – 5 中的一项诊断（但不是公认的定义）。可以理解为包含"两个以上，五个以下"的临床症状，但其中一个症状必须是"抑郁

---

① American Psychiatric Assocaltion, DSM – 5 Task Force. Diagnostic and statistical manual of mental disorders：DSM – 5™. 5th ed. Washington, D. C.：American Psychiatric Association, 2013.

情绪或兴趣减退"。因此，本书采用了最常见的定义，并将阈下抑郁定义为"在 DSM - 5 中，包含两到四种抑郁的症状，其中至少一种核心症状是抑郁情绪或兴趣减退"。使用这一定义可以让阈下抑郁的概念更加清晰，也有助于确定它的测量标准。

国外大量的临床试验和文献研究有提及阈下抑郁的几个细分的概念名称，其中包括阈下抑郁（subthreshold depression）、亚综合征抑郁（subsyndromal symptomatic depression）、非特异性抑郁症状（nonspecific depressive symptoms）、亚临床抑郁（subclinical depression）、轻度抑郁、心境障碍（dysthymia）和反复发作的短暂抑郁（recurrent brief depression）。此外，一些学者将阈下抑郁和抑郁情绪或者快感缺乏（anhedonia）区分开来，但另外一些学者则将这些症状纳入了阈下抑郁的定义范畴中。由于这些概念之间存在很大的重叠，因此本书中的"阈下抑郁"概念包括亚综合征抑郁、亚临床抑郁、亚抑郁症（subdysthymic depression）、轻度抑郁和心境障碍。

然而在实际操作中，如何确定症状的严重程度依然是一个难题，并且具有一定的不固定性。目前在相关研究和临床试验中都没有统一的关于阈下抑郁的标准测量方法。Rodriguez 等人[1]在 2012 年做了相关研究的系统回顾，其中所有的研究都表明，DSM - 5 或 ICD - 11 中的症状与阈下抑郁的相关评估有着密切联系。许多研究通过使用抑郁量表（depression scales）或精神障碍量表（mental disorders scales）来评估和测量阈下抑郁，例如复合性国际诊断访谈表（Composite international diagnostic interview，CIDI）、汉密尔顿抑郁量表（Hamilton depression scale，HAMD），以及精神障碍的初级保健评估抑郁量表（The primary care evaluation of mental disorders，PRIME-MD）等。国内也有学者从阈下抑郁的定义、中医对阈下抑郁的认识及阈下抑郁的症状辨识出发，分析了当前抑郁量表在评定阈下抑郁中的优劣势，为建立阈下抑郁的辨识与筛选系统提供了理论依据[2]。在这些测量中，患者健康问卷抑郁量表（Patient health questionnaire - 9，PHQ - 9）是其中经常被用于阈下抑郁症的测量量表。该量表是基于精神障碍的初级保健评估开发的，并由患者完全自主填写。它其中一个优势是完全专注于精

① RODRÍGUEZ M R, NUEVO R, CHATTERJI S, et al. Definitions and factors associated with subthreshold depressive conditions: a systematic review. BMC psychiatry, 2012, 12 (1): 2.

② 刘琰，谭曦，张靖，等. 阈下抑郁辨识的现状与展望. 世界中医药，2015，10 (5): 798.

神障碍的初级保健评估所界定的 9 个抑郁症诊断标准。换句话说，根据 DSM - 5 和亚阈值的条件，可以将抑郁疾病区分为不同的阈值。因此，患者健康问卷抑郁量表是完全根据 DSM - 5 制定的操作定义量表，且适用于阈下抑郁症的测量。

近几十年来，阈下抑郁症受到了相当大的关注。先前的研究已经表明，患有阈下抑郁症的人与临床抑郁症患者有着几乎同等程度的社会心理障碍，如出现消极感觉和兴趣减退等症状。但是，由于阈下抑郁症的特殊情况，患者的治疗成功率一般都较低。这是因为阈下抑郁症患者并不认为自己情况十分糟糕，因此很少寻求医生或适当的治疗。但是，在阈下抑郁阶段对这些患者进行诊断和治疗是十分必要的，这可以防止他们的疾病发展为中度抑郁或重度抑郁。

三、老年阈下抑郁

近些年，世界各地老年人的数量和占比都急剧增加。人在晚年，除了一些重要的身体机能严重下降之外，还会发生心理机能的变化，产生如孤独和焦虑等心理问题。老年人的这些问题与负面生活事件的积累存在着密切的联系。在所有年龄段中，阈下抑郁症的患病率比抑郁症高得多。Meeks 等人在 2011 年的研究中发现，患有阈下抑郁症的老年人至少是老年抑郁症患者的两倍。他们的研究还表明，老年阈下抑郁症的患病率在社区环境中较低，但是在如养老院等长期护理环境中却是很高的①。此外，许多患有阈下抑郁症的老年人有着发展成重大抑郁症患者的风险。荷兰的一项社区研究则表明，相较于没有抑郁的同龄人，患有阈下抑郁症的老年人在三年内患严重抑郁的概率增加了 29.3%②。

很多前瞻性的研究已经证实，阈下抑郁症对晚年生活产生了显著的负面影响。例如，Beekman 等人对 646 名荷兰老年人进行了采样和调研，发现阈下抑郁症与一般性功能障碍症有着密切联系，甚至与残疾情况也有着密切关系③。

---

① MEEKS T W, VAHIA I V, LAVRETSKY H, et al. A tune in "a minor" can "b major": a review of epidemiology, illness course, and public health implications of subthreshold depression in older adults. Journal of affective disorders, 2011 (129): 126 – 142.

② SCHOEVERS R A, SMIT F, DEEG D J, et al. Prevention of late-life depression in primary care: do we know where to begin? The American journal of psychiatry, 2006 (163): 1611 – 1621.

③ BEEKMAN A T, DEEG D J, BRAAM A W, et al. Consequences of major and minor depression in later life: a study of disability, well-being and service utilization. Psychological medicine, 1997 (127): 1397 – 1409.

与抑郁症患者情况相似，患有阈下抑郁症的老年人在日常生活中受到限制的概率很高，这些限制和负面情绪增加了老年患者的自杀念头。老年人自杀欲望的产生与罹患阈下抑郁症的严重程度、健康生活质量有一定联系。在英国，一项针对住院患者的研究发现，阈下抑郁症会对这些人的健康生活质量造成极大损害。他们进一步发现治疗阈下抑郁病例的平均保健费用要高于该研究的对照组病例①。因此，改善针对老年阈下抑郁的治疗方法在日常保健中有着极其重要的意义。然而，目前很少有专门的研究探讨阈下抑郁的治疗效果，更不用说在老年群体中的治疗效果。

第二节　抑郁干预措施综述

目前，用于抑郁症的治疗方法有很多种类型，其应用范围和条件各不相同。通过回顾过往研究的文献和荟萃分析，治疗抑郁症和阈下抑郁症的干预措施主要可以分为两大类：生物干预和社会心理干预。这两种干预措施主要的区别在于使用方法的属性不同。

一、生物干预

生物干预是一系列用生物干扰因素来减轻抑郁症状的治疗方法。临床实践中经常会使用到这种干预措施，如：药物治疗法（antidepressant drugs）、电痉挛治疗法（electroconvulsive therapy）和光治疗法（light therapy）。

（1）药物治疗法。药物治疗法是当前临床实践中最常用的抑郁治疗方法。通常情况下，医生会开具某些抗抑郁药来减轻患者的抑郁症状。常见的抗抑郁药有三环类抗抑郁药（tricyclic antidepressants）和选择性血清素再吸收抑制剂（selective serotonin reuptake inhibitors）。临床研究中也发现这些药物可以有效地治疗老年人的抑郁症状。然而有证据表明，这些抗抑郁药在治疗阈下抑郁症或者是轻度抑郁症方面，效果并不显著（Ackerman et al.，2000；Oxman &

---

① CREED F，MORGAN R，FIDDER M，et al. Depression and anxiety impair health-related quality of life and are associated with increased costs in general medical inpatients. Psychosomatics，2002（43）：302 – 309.

Sengupta，2002）。此外，抗抑郁药的缺点也很明显，会对患者身体和心理产生副作用。例如，抗抑郁药会导致患者情绪和精神状况的恶化，同时会损伤患者的精神运动能力和认知功能（Chang & Chen，2005；Lai & Good，2005；McCaffrey，2008）。临床医生也应该避免为正在服用多种药物、年老体弱的抑郁症患者开具这类型药物。不过，国内也有少部分研究探索了中药和中医疗法对老年阈下抑郁症的治疗效果，例如卜繁龙就选择阈下抑郁症的常见证型——心脾两虚、心胆气虚证型进行随机、对照、双盲的观察，以验证补益心脾法及安神定志法治疗阈下抑郁症的疗效，从而加深对阈下抑郁的认识①。而李赛则针对社区内老年期阈下抑郁症患者，基于中医"治未病"理论，采用归脾丸、逍遥丸对老年期阈下抑郁症进行防治。但是这些研究在临床痊愈率上显示较低，因此不具备推广的意义②。

（2）电痉挛治疗法。电痉挛治疗法是以一定量的电流通过大脑，引起意识丧失和痉挛发作，从而达到治疗目的的一种方法。临床事实证明，这种方法在治疗重度抑郁症上比抗抑郁药更有效（Flint & Rifat，1998）。电痉挛治疗法虽然对治疗抑郁作用较大，但是可能会损伤大脑的结构和功能，如引起癫痫发作、认知功能障碍、记忆功能障碍和对大脑生理功能的影响，因此这种治疗方法仍然存在许多争议。任艳萍等（2016）比较了不同刺激电量的电痉挛治疗对抑郁发作的疗效及术后不良反应，他们发现高电量组患者产生头痛、恶心呕吐、急性谵妄等症状的可能性非常高。鉴于存在这些风险和副作用，很多医学机构都不建议轻度或中度抑郁症患者使用电痉挛治疗法。

（3）光治疗法。光治疗法又叫"光照疗法"，是将患者暴露于日光或特定波长的光下照射的一种治疗方法。长期的科学研究证明了这种疗法也可以用于减轻抑郁症状。它可以帮助患者重新调整体内的生物钟（biological clock）——或者可以理解为昼夜节律。人体生物钟的变化，是随着光照的时间在变化的。而人脑中有一种褪黑激素，它是人体的松果体分泌出来的，这种激素有抑制抑郁情绪产生的作用，它随光照的时间、强度、温度等变化而发生变化。因此，光照可以在某种程度上促进患者的心理健康。尽管如此，有些学者质疑这种疗

---

① 卜繁龙. 补益心脾法及安神定志法干预阈下抑郁的临床研究. 北京：北京中医药大学，2017.

② 李赛. 基于中医"治未病"理论防治老年期阈下抑郁症的临床研究. 北京：北京中医药大学，2017.

法可能仅对遵循季节模式的抑郁障碍患者有治疗效果（Golden et al., 2005；Terman et al., 1989）。

二、社会心理干预

除了生物干预外，社会心理干预也是治疗抑郁症的重要补充。社会心理干预主要聚焦于运用心理和社会因素对抑郁症进行干预。常见的社会心理干预手段包括心理治疗法、音乐治疗法、回忆治疗法、宠物治疗法和运动治疗法。

（1）心理治疗法。心理治疗法主要是指患者接受专业治疗师或其他卫生从业人员的心理治疗，包括症状的评估、应对方法、问题解决和症状正常化几个环节。心理治疗法对患有抑郁症的老年人可以产生有效的干预作用。认知行为治疗法（cognitive-behavioral therapy）和人际治疗法（interpersonal therapy）是两种最常见的心理治疗方法。为了证实心理治疗对抑郁症患者晚年生活所产生的影响，许多研究人员在这一领域进行了系统分析和荟萃分析（Pinquart et al., 2007；Pinquart & Sörensen，2001）。他们的结论进一步验证了心理治疗法在治疗阈下抑郁方面的潜在影响。例如，Spek 等人（2007）在一项随机对照实验中发现，在老年群体当中，基于互联网的认知行为治疗法在对阈下抑郁症治疗中比对照组的效果要好。Mossey 等人的研究证实了人际治疗法可以在短期内对亚心态恶劣型抑郁（Subdy-sthymic depression）症状有缓解作用，是阈下抑郁症的有效干预措施①。最近荷兰的一项研究发现，在学校环境中，非计算机化和计算机化的认知行为治疗法都能减少未成年女性的阈下抑郁症状。尽管心理治疗的方法对抑郁症和阈下抑郁症具有显著效果，但在实施过程中仍然存在几个大的障碍。这些障碍包括高昂的经济成本、漫长的等待时间，还有对专业治疗师的依赖等，都是限制这种治疗方法普及的主要因素。此外，一些患者为了避免社会和他人对自己产生偏见，也不愿意积极采用面对面的心理治疗法②。

（2）音乐治疗法。音乐治疗是一种新兴的治疗方法，以心理治疗的理论和

① MOSSEY J M, KNOTT K A, HIGGINS M, et al. Effectiveness of a psychosocial intervention, interpersonal counseling, for subdysthymic depression in medically ill elderly. Journals of gerontology series A: biological cciences and medical sciences, 1996, 51 (4): 172－178.

② ZENG N, POPE Z, LEE J E, et al. A systematic review of active video games on rehabilitative outcomes among older patients. Journal of sport and health science, 2016.

方法为基础，运用音乐特有的生理、心理效应，使求治者在音乐治疗师的帮助下，通过各种专门设计的音乐行为，经历音乐体验，达到消除心理障碍，恢复或增进身心健康的目的。音乐治疗法也经常用于治疗抑郁症，尤其是运用于儿童和年轻抑郁症患者群体的治疗。现代科学通过神经活动角度分析，发现音乐可以通过人的听觉作用于人的大脑边缘系统及脑干网状结构，调节大脑皮质，使人体的内脏活动及情绪与行为有良好的协调作用。当音乐声波作用于大脑时，会提高神经和神经体液的兴奋性，促进人体分泌有利于健康的生化物质。也有学者从审美移情的角度分析，阐述了审美主体在音乐情态的诱发中，情绪获得了释放与宣泄，其积极的情绪得到强化、消极的情绪得到调节，缓解了躯体的应激状态，解除了心理扭曲和紧张。国外不少研究（Chan et al.，2010；Raglio et al.，2012）也探讨了音乐治疗对老年抑郁症的效果，他们的结果表明这种新兴疗法可以有效减轻患有抑郁症的老年人的焦虑感，并且能改善他们的情绪。综上所述，在短时间内听音乐可以算作一种有效的抑郁症治疗方法。不过，目前医学界仍然缺乏有力的证据来证明音乐可以在相当长的一段时间内保持治疗效果。

（3）回忆治疗法。回忆治疗法是另一种流行的社会心理干预方法。这种治疗方法是通过群体讨论曾经经历过的活动、事件和经验等，来帮助患者减少社会孤立感和抑郁症状。这种治疗方法源于老年精神医学，通过引导老年人回顾以往的生活经历，重新体验过去生活的片段，协助老年人重新了解自我，减轻失落感，增加自信及增进社会归属感①。回忆治疗法的理论基础主要有德裔美籍心理学家 Erikson（1994）的心理社会发展理论和 Atcllley（1989）的持续理论。关于回忆治疗法的机制，一些临床神经科学家还有另一种解释，他们认为对往事的选择性回忆往往能够反映人的思维模式，而不同的思维模式能诱发大脑中不同的化学物质（促使特定化学物质释放），消极思维模式所诱发的化学物质与积极思维模式所诱发的化学物质是对立的，这就是喜能克悲、悲可消乐的原因所在。一些荟萃分析研究的结果证实了回忆治疗法能够有效治疗和改善老年群体的抑郁症情况。与心理治疗法类似，回忆治疗法在实施过程中也存在同样的障碍，需要专业治疗师的协助和安排，对时间和人力的要求比较高。

---

① 谢明华，许毅. 回忆疗法联合米氮平治疗老年抑郁症 40 例. 中国老年学杂志，2013（12）：2937－2938.

（4）宠物治疗法。宠物治疗法顾名思义就是借由宠物的陪伴，来舒缓患者的心理疾病。宠物治疗法也是一种有效治疗抑郁症的方法，可以加强不同物种之间的社会接触和关系。这种社会接触和关系能够给患者带来陪伴和接纳的感觉，从而减轻患者的孤独感和抑郁感。研究显示当一个人和宠物在互动时，在对宠物说话和抚摸宠物身上的毛皮的时候，血压就会明显地降低。除此之外，宠物可以给患者带来生活的动机，就像是有人的陪伴一样，打破患者的孤独冷漠，为其带来欢笑，也可以作为和患者沟通的桥梁。简单来说，虽然抑郁病患者不愿意与社会上其他人互动，但有了宠物在治疗方面的协助，患者就有了动力，愿意与宠物相处互动，不会有与人相处时的压力，这渐渐地帮助了他们心理的发展，使他们最终可以回到人群。有研究者对此进行了相关的考证，其中分别在意大利（Colombo et al.，2006）和美国进行的两个随机对照实验的结果都证实了宠物可以帮助治疗抑郁症①。到目前来看虽然宠物治疗能为病患带来很多好处，但是治疗师们仍然需要对一些风险问题保持警觉。如患者有无过敏现象、公共卫生如何、患者有无被宠物咬伤抓伤、动物去世后怎么办等。其中动物去世是不可避免的问题，物主可能会表现出精神脆弱，这甚至会诱发物主产生深度忧郁。

（5）运动治疗法。众所周知，运动能够调整人体的机能，促进血液循环和系统修整。人一旦抑郁就会变得懒惰、无力、低落、苦闷，失去了活力。这时候如果加强运动，促使新陈代谢加快，让整个人兴奋起来，多巴胺会分泌更多，抑郁的症状就会自然消失。运动被世界各国的医疗卫生当局推荐为有效治疗抑郁症的疗法。美国杜克大学的科学家发现，运动能防止病情恶化及有效地治疗抑郁症，在预防疾病复发的问题上其效果甚至比专门对抗抑郁情绪的药物更加显著。一项对23份研究的系统性回顾显示，体育锻炼对治疗抑郁症有很大的临床疗效，可以明显改善压力导致的抑郁。老年学相关的文献也显示，不同形式的运动对老年人的抑郁症有缓解的效果。这些形式包括散步、跳舞、渐进式阻力训练、太极拳以及气功。但是，对于缓解抑郁症最有效的运动强度和类型，

---

① JESSEN J，CARDIELLO F，BAUN M M．Avian companionship in alleviation of depression，loneliness，and low morale of older adults in skilled rehabilitation units．Psychological reports，1996，78（1）：339–348．

现有研究尚未有统一论断①。

上文论述的许多干预措施已经在实践中被运用于治疗抑郁症。不过对于患有阈下抑郁症的老年人来说，这些干预产生的效果可能会有很大差异。下面的综述则进一步比较了这些干预措施在治疗老年阈下抑郁症上的适用性和有效性。

三、干预措施的比较

对于临床抑郁症患者来说，他们仍然需要依赖专业的治疗，包括药物治疗和心理治疗。但是对于阈下抑郁症患者而言，专业的方法在有效性和可行性方面可能和临床抑郁症有很大差异。因此寻找合适且有效的干预措施来缓解阈下抑郁症状是很重要的。表2-1汇总和比较了现有干预措施在治疗阈下抑郁症上的区别。根据前面的文献综述，生物干预在治疗阈下抑郁症方面似乎没有太大效果，并且也不太推荐老年群体使用此方法。心理治疗法和回忆治疗法在很大程度上需要依赖专业治疗师的帮助，并对时间和空间有一定的要求和限制。音乐治疗法和宠物治疗法尚未在阈下抑郁领域中进行深入的测试和验证，并且这两种治疗方法也存在一些问题，例如疗效不持久或者对患者有潜在的危害。

相较于其他治疗方法，运动治疗法无论是对外界的要求，还是花费成本上的限制都相对较小。运动治疗法可以随时随地进行，不需要过高的经济成本和专业治疗师的帮助。更重要的是，运动可以为老年人的身体带来一系列的益处，包括改善心血管疾病、降低摔倒的可能性，甚至可以帮助他们改善认知功能。目前也有不少实践证据支持运动治疗法对老年人阈下抑郁有积极影响。

① MORGAN A J, JORM A F. Self-help interventions for depressive disorders and depressive symptoms: a systematic review. Annals of general psychiatry, 2008 (7): 13.

表 2 - 1 现有抑郁症干预措施的比较

抑郁干预		对老年阈下抑郁的有效性	潜在的主要问题
生物干预	药物治疗法	治疗阈下抑郁症效果不佳	有副作用,尤其对已经服用多种药物的体弱老年患者
	电痉挛治疗法	不推荐用于轻度抑郁症	对大脑结构和功能损伤有潜在的风险
	光治疗法	效果可能仅对遵循季节模式的抑郁障碍患者有效	无明显潜在问题
心理干预	心理治疗法	有显著的积极治疗效果	高昂的经济成本、漫长的等待时间和对专业治疗师的要求
	音乐治疗法	没有证实	仅在短期内有效
	回忆治疗法	没有证实	有专业治疗师的需求
	宠物治疗法	没有证实	可能出现过敏反应或被宠物攻击
	运动治疗法	有显著的治疗效果,是推荐给有阈下抑郁症状人群的方法	无明显潜在问题

第三节 运动治疗法的兴起

对于患有阈下抑郁症的老年人而言,运动是一种非常有效的治疗方法。而长期以来运动与抑郁之间的关系一直是学者研究的问题。早在 20 世纪初期,医学科研人员已经发现进行一些中等强度的运动可以使人心情愉快,并能减轻抑郁[①]。不过这些研究的结果尚不能确定运动与抑郁之间的因果关系,因为这些早期的尝试大多采用个案研究或截面研究(cross-sectional study)的数据收集方

---

① FRANZ S I, HAMILTON G V. The effects of exercise upon retardation in conditions of depression. The American journal of psychiatry, 1905 (62): 239 - 256.

法。近几十年来，学界对运动的抗抑郁效果仍保持着深厚的研究兴趣，并为此进行了更多更严谨的实验来检验这种关联性。

一、运动的抗抑郁作用

在过往的研究中，有不少随机对照实验通过设置非运动干预措施，例如将药物治疗、教育、心理治疗、无干预（即等待治疗）、安慰剂等作为对照组来测试运动对抑郁症的影响。McNeil 等人的报告称，步行锻炼有利于减轻抑郁症的总体症状，并且比社会支持和等待治疗更有效[1]。Daley 对过去几十年发表的综述研究和荟萃分析进行了评估，以综合证明运动的抗抑郁效果[2]。这份"文献综述的综述"表明，比起不做干预，把运动作为抑郁症的治疗手段是有成效的，在某些情况下，甚至与传统的干预措施效果一样，并且患者的依从率与药物基本相同。因此，这种方法或许是治疗抑郁症中颇有前景的一种方法。一项基于 Cochrane 数据库的系统综述中也得出了类似的结论，即与不进行治疗相比，运动锻炼具有一定的治疗作用，并且与抗抑郁药和心理干预措施的效果差不多[3]。

在以往的文献中，运动干预的常见类型是有氧运动，例如步行或慢跑。某些研究也验证了无氧运动的功效。Levinger 等人发现，抗阻训练可以使患有多种代谢危险因素的 2 型糖尿病患者的抑郁程度下降。先前的研究同样支持了运动对健康成年人、患病个体以及并发症患者的抗抑郁作用[4]。此外，Stanton 和 Reaburn 回顾和分析了运动的相关变量对其抗抑郁作用的影响，包括运动频率、运动强度、运动时间、运动方式、干预时间、运动程度、监督和依从的质量。基于这些结果，他们推荐了一项治疗抑郁的最佳方案：在有人监督的场景下让

---

① MCNEIL J K, LEBLANC E M, JOYNER M. The effect of exercise on depressive symptoms in the moderately depressed elderly. Psychology and aging, 1991, 6 (3): 487 – 488.

② DALEY A. Exercise and depression: a review of reviews. Journal of clinical psychology in medical settings, 2008 (15): 140 – 147.

③ RIMER J, DWAN K, LAWLOR D A, et al. Exercise for depression. Cochrane database of systematic reviews, 2012, 11 (7).

④ LEVINGER I, HARE D, GOODMAN C, et al. The effects of resistance training on depression score of individuals with multiple numbers of metabolic risk factors. Journal of science and medicine in sport, 2010, 12 (2): 34 – 35.

患者每周进行 3 次中等强度的有氧运动，并至少持续 9 周[1]。

国内部分学者探讨了运动缓解/治疗老年人抑郁的效果。其中，孙宇岸（2019）基于生理与环境等方面的结论，提倡在社区内推广运动康复干预，这不仅可以效改善老年人患者的抑郁心理状态，还能够在一定程度上提升老年人的生活质量[2]。沈媛媛和杨光在一项对运动能力在抑郁情绪与跌倒风险间的中介效应研究中也得出了相似的结论，他们认为"据此制定的精准运动处方……最终达到提高老年人生命质量，实现'健康老龄化'的终极目的"[3]。也有实验研究的结果发现老年人在进行太极拳干预后，其抑郁和焦虑评分都比没有干预时有显著的改善[4]。因此运动对于中国老年人抑郁情况的改善也有很多的证据支持，证实了运动不仅可以有效地改善患者的负面情绪，还可以提升生活质量，是一种值得临床推广的好方式。

二、运动与老年阈下抑郁

由于相关研究大多数都显示出运动对抑郁症的积极改善作用，因此，以运动作为老年抑郁症的治疗方法也越来越受到关注。Park 等人对 18 项随机对照实验进行了系统评估，最终证实了运动治疗法对 65 岁及以上的老年人具有显著的抗抑郁作用[5]。Blake 等人的另一篇系统综述观察到运动干预对抑郁症老年人产生的短期积极成效，但中长期的影响尚不清楚[6]。还有一项荟萃分析研究则支

---

① STANTON R，REABURN P. Exercise and the treatment of depression：a review of the exercise program variables. Journal of science and medicine in sport，2014（17）：177 – 182.

② 孙宇岸. 运动康复对老年人抑郁心理及心率变异性的影响. 中国老年学杂志，2019，39（9）：2150 – 2152.

③ 沈媛媛，杨光. 区域性老年人运动能力在抑郁情绪与跌倒风险间的中介效应研究：基于不同年龄段. 南京：第十一届全国体育科学大会，2019：2589.

④ 熊晓玲，牟彩莹，冯娅妮. 太极拳运动对中老年人抑郁与心率变异性的影响探讨. 中国医疗设备，2017，32（S1）：148 – 149.

⑤ PARK S H，HAN K S，KANG C B. Effects of exercise programs on depressive symptoms，quality of life，and self-esteem in older people：A systematic review of randomized controlled trials. Applied nursing research，2014（27）：219 – 226.

⑥ BLAKE H，MO P，MALIK S，et al. How effective are physical activity interventions for alleviating depressive symptoms in older people? A systematic review. Clinical rehabilitation，2009，23（10）：873 – 887.

持了运动对临床抑郁的老年人具有中期持续效果（即 3～12 个月）的观点①。

　　运动除了对临床抑郁症具有显著影响以外，2004 年英国国家卫生与临床卓越研究所也建议用运动来缓解阈下抑郁症患者的症状。尽管阈下抑郁症的患病率很高，权威卫生组织也提出了以运动作为干预手段的建议，但很少有研究去测试运动干预对患有阈下抑郁症的老年人的功效。只有在美国的一项临床试验中，Brenes 等人探讨了一项特制运动计划对患阈下抑郁症的老年人的可行性和有效性。该运动计划包括有氧训练和抗阻训练，每周 3 次，共 16 周。结果表明，对于患阈下抑郁症的老年人而言，运动在改善临床抑郁上比起常规护理更有优势②。Ciechanowski 等人进行了另一项随机对比实验，该研究采用了一套以家庭为基础的方案，将运动和心理治疗相结合，应用于被诊断为患有轻度抑郁或恶劣心境的老年人。研究发现，与常规护理条件相比，该干预措施在进行到6 个月和 12 个月后均可显著减轻抑郁症状③。

　　当前，针对运动对老年阈下抑郁症的治疗效果的相关文献还是较为缺乏，其中主要有两个原因：第一，此前大多数研究都集中在对患有临床抑郁老年人的治疗上，患有阈下抑郁症的老年人的治疗需求常常得不到满足。第二，心理治疗法和药物治疗法仍然是治疗老年阈下抑郁症的常用干预措施，运动治疗法没有受到重视。由此看来，作为非临床干预的运动疗法，其对老年阈下抑郁症的治疗效果需要学界进行更多的研究来验证。

第四节　运动对抑郁的影响机制

　　虽然运动与抑郁之间的显著相关性不断地在各种研究中得到检验和支持，

　　① BRIDLE C, SPANJERS K, PATEL S, et al. Effect of exercise on depression severity in older people: systematic review and meta-analysis of randomised controlled trials. The BMJ, 2012 (201): 180 – 185.

　　② BRENES G A, WILLIAMSON J D, MESSIER S P, et al. Treatment of minor depression in older adults: a pilot study comparing sertraline and exercise. Aging & mental health, 2007, 11 (1): 61 – 68.

　　③ CIECHANOWSKI, P, WAGNER E, SCHMALING K, et al. Community-integrated home-based depression treatment in older adults: a randomized controlled trial. The journal of the American medical association, 2004, 291 (13): 1569 – 1577.

但是研究者对于运动的抗抑郁影响机制尚不清楚。在过去，研究者提出了多种生物机制和社会心理机制来解释运动对抑郁的影响，其中包含了几个著名假说——内啡肽假说、单胺假说、产热假说和自我效能假说等。这些假说在某种程度上为运动减轻抑郁症状提供了重要佐证，并推动了运动干预在临床治疗中的运用。然而，迄今为止，还没有明确的证据证明以上诸多假设所描述的影响路径。因此，还需要更严格的研究来系统地验证这些影响机制。

一、生物机制

内啡肽假说是最著名的生物学解释，它由 Hannah Steinberg 和 Elizabeth A. Sykes 两位学者在 1985 年提出。这个假说强调了内啡肽的介导作用，认为运动会触发内啡肽的释放，从而改善情绪，提高幸福感。内啡肽是一种内源性类吗啡物质，主要由腺垂体释放，是大脑在压力触发下为调节情绪而分泌的化学物质的组成成分。它能与吗啡受体结合，产生与吗啡、鸦片剂一样的效应，能减轻身心疼痛，使人心情愉快，变得兴奋或对痛觉有更高的忍耐力。生物学研究表明，人体在运动后内啡肽的释放会增加。运动期间，人们血液中内啡肽水平的升高与积极情绪有着密切的联系，这或许是抑郁症能得到缓解的原因。

除此之外，其他生物学机制还有单胺假说和产热假说。单胺假说指出，运动会使脑内某些神经递质增加，例如多巴胺、5-羟色胺和去甲肾上腺素。受抑郁症影响，患者的脑神经递质会有一定的下降[1]。因此，单胺假说认为运动可以通过改善单胺系统的失调减轻抑郁症状。产热假说则指出，抑郁症状的减轻与运动后核心体温的升高有关[2]。据对该假说的解释，大脑某些区域温度的升高可以使人放松，减轻焦虑[3]。

这些生物机制虽然侧重于不同的化学物质或机能系统，但或多或少地强调

① PIERCE D, KUPPART I, HARRY D. Urinary epinephrine and norepinephrine levels in women athletes during training and competition. European journal of applied physiology, 1979 (36): 1-6.

② PETRUZZELLO S J, LANDERS D M, SALAZAR W. Exercise and anxiety reduction: examination of temperature as an explanation for affective change. Journal of sport & exercise psychology, 1993 (15): 63-76.

③ DEVRIES H A. Tranquilizer effects of exercise: a critical review. Physician and sportsmedicine, 1981 (9): 46-55.

了"积极情感"的中介作用。积极情感是指个体主观感受积极情绪的程度，如喜悦、兴趣和机敏等。心理学家芭芭拉·弗雷德里克森（Barbara Fredrickson）提出了拓展－建构理论（Broaden-and-build Theory），以阐述积极情感对某些心理资源的影响。①② 该理论强调积极的情感体验可以帮助个人建立持久的心理社会资源。过往的研究认为抑郁症会受到一些持久的心理社会资源影响，包括应对能力、压力恢复力以及社会关系和社交网络。建立这些心理社会资源可以使人们的生活变得充实，从而避免抑郁。而积极情绪与抑郁之间的负相关关系也一直在被研究者反复进行证实（Forbes et al.，2004；Nelis et al.，2015），因此运动后体内化学物质的变化可能会产生积极的情绪，反复体验积极情绪可能会减轻抑郁程度。

二、社会心理机制

从社会心理的角度看，人在运动后自我效能感会增强。相关的研究表明重量训练或有氧运动可以提高不同年龄群体的自我效能感（Holloway et al.，1988；McAuley et al.，1995）。自我效能一般定义为对自己完成任务和实现目标能力的信念强度。美国心理学家阿尔伯特·班杜拉（Albert Bandura）于1997年提出了著名的社会认知理论（Social Cognitive Theory），他认为具有高自我效能感的人可以进行自我调节，并能把控住困难的任务或消极的生活事件。而自我效能感低下的人可能会经常感到沮丧，因为他们怀疑自己解决问题的能力，认为问题比实际情况困难得多。自我效能感与抑郁之间的负相关关系已经在不同年龄组的研究中得到了检验，其中也包括老年群体。③④ 由此可见，运动的抗抑郁作用

---

① FREDRICKSON B L. What good are positive emotions? Review of general psychology，1998（3）：300 –319.

② FREDRICKSON B L. The role of positive emotions in positive psychology：the broaden-and-build theory of positive emotions. American psychologist，2001（56）：218 –226.

③ DAVIS-BERMAN J. Self-efficacy and depressive symptomatology in older adults：an exploratory study. The international journal of aging and human development，1988，27（1）：35 –43.

④ MARINO P，SIREY J A，et al. Impact of social support and self-efficacy on functioning in depressed older adults with chronic obstructive pulmonary disease. International journal of chronic obstructive pulmonary disease，2008，3（4）：713 –718.

是通过提高自我效能感来介导的。后来也有部分学者提出了干扰假说①②。他们认为，运动可以作为一种干扰，使人从消极和沮丧的情绪中解脱出来。相较于其他分散注意力的活动，如放松和健康教育等，运动具有更好的抗抑郁效果。

第五节　体感科技的介入

随着数字技术的出现，将数字游戏和体育运动结合起来的体感游戏已经成为人们日常锻炼的项目。体感游戏要求玩家通过身体运动来控制游戏，这使得运动更具趣味性和挑战性。因此，体感游戏通常被认为是促进人们进行运动锻炼的一种有效手段。

一、体感游戏的特点

与一般电子游戏不同的是，体感游戏使用了独特的身体传感技术。许多体感游戏配备了运动感应的输入设备，例如红外投影仪或摄像头。这些设备可以使玩家在游戏中通过自然的手势或动作进行控制和互动。目前市面上最受欢迎的体感游戏平台是任天堂 Wii 和微软 Xbox Kinect，而任天堂发售的 Switch 则被认为是最流行的体感游戏主机。这些平台提供了游戏主机和穿戴设备，用户可以在家里进行模拟体育运动游戏。例如，*Wii Sports* 是任天堂 Wii 平台上的一款体感游戏，能够很好地展示 Wii 遥控器的动作感应能力。它是五个模拟运动的集合，包括网球、棒球、保龄球、高尔夫球和拳击。玩家可以使用 Wii 遥控器来模仿现实运动中的动作，例如挥动网球拍或者进行击打。*Your Shape：Fitness Evolved* 是 Xbox Kinect 平台上的一款体感游戏，它使用"玩家投射"技术来追踪玩家的体型和体态，并在虚拟抗阻训练中动态地调整玩家的动作。

其他体感游戏平台包括了带有不同类型传感器的便携设备，譬如手机和平板电脑。Buddharaju 和 Pamidi 在移动平台 ExerPad 上设计了一款新颖的体感游

---

① GLESER J，MENDELBERG H. Exercise and sport in mental health：a review of the literature. Israel journal of psychiatry and related science，1990（27）：99 – 112.

② LEITH L M. Foundations of exercise and mental health. 2nd ed. Morgantown：Fitness Information Technology，2010.

戏，玩家需要通过身体的移动和跳跃来得分①。*Pokemon Go* 是智能手机上的一款增强现实（augmented reality）宠物养成对战类游戏，它鼓励玩家在探索周围真实环境中广泛地发现不同类型的宝可梦，并进行抓捕和战斗。

与传统的运动条件相比，体感游戏具备各种不同类型的激励机制，涉及视觉、听觉的感官反馈，并在游戏过程中使用虚拟现实和动画图形来模拟建构真实或虚构的世界。这些特点使得运动锻炼越来越有交互性和趣味性。

二、体感游戏的健康效应

随着体感游戏的普及和使用量迅速增长，其应用也慢慢拓展到健康促进和推广层面。因为儿童和年轻人是电子游戏的目标群体，所以很多过往的研究分析了体感游戏对他们的潜在健康益处。Vernadakis 等人提出，与传统的运动方案相比，Xbox Kinect 的体感游戏可以提高小学生的对象控制能力②。另一项在香港进行的研究中，18 名本地儿童在玩了体感游戏后，其能量消耗和心血管反应得到了大幅提升。考虑到健康成效，很多公共场所都安置了体感游戏，包括居民社区、学校甚至是某些工作场所里③。

除了年青一代，该领域的最新研究还扩展到对老年群体的潜在影响。由于体感游戏的运动强度可以调整，Peng 等人建议老年人也可以使用这种方式进行锻炼④。他们发现体感游戏可以改善老年人生理功能，提高其平衡能力。在一项针对 36 名老年人的随机对照研究中，Toulotte、Toursel 和 Olivier（2012）发现 Wii *Fit* 体感游戏能够帮助有独立活动能力的老年人改善平衡能力，这与适应性

---

① BUDDHARAJU P, PAMIDI N S C P. Mobile exergames-burn calories while playing games on a smartphone. Portland：Paper presented at the 2013 IEEE Conference on Computer Vision and Pattern Recognition，2013.

② VERNADAKIS N, PAPASTERGIOU M, ZETOU E, et al. The impact of an exergame-based intervention on children's fundamental motor skills. Computers & education，2015（83）：90 – 102.

③ MELLECKER R R, MCMANUS A M. Energy expenditure and cardiovascular responses to seated and active gaming in children. Archives of pediatrics and adolescent medicine，2008，162（9）：886 – 891.

④ PENG W, CROUSE J C, LIN J H. Using active video games for physical activity promotion：a systematic review of the current state of research. Health education and behavior，2013，40（2）：171 – 192.

体育活动有同样的效果。它不仅对健康的老年人有成效，Klompstra 等人的研究进一步表明，体感游戏对于提升患有心力衰竭的老年人的身体素质也有所帮助①。另一项为期两周的研究也证实体感游戏能够显著改善卒中后患者的上肢功能②。除了促进身体健康外，体感游戏还可以提高老年人的认知能力。美国的一项为期 3 个月的随机临床试验就比较了网络骑行游戏和传统骑行运动对老年人认知功能的影响③。他们发现网络骑行运动比传统运动更能改善认知功能，而且更有可能防止认知能力下降。其他研究也初步显示，参加虚拟现实认知训练项目的老年人在记忆方面比参加平常项目的老年人得到了更大的提高。国内也有学者针对老年人的问题设计了一套基于 Xbox Kinect 的脑手眼协调能力测试及训练体感系统，最后的对照实验研究支持了系统训练的有效性，结果表明使用这个体感系统的老年人反应能力显著提高④。

老年人在体感游戏中社会心理的变化也是目前的研究热点之一，主要聚焦于孤独感和情绪的改善上。有证据指出，经过 12 周的 Wii *Fit* 体感游戏训练后，老年慢性阻塞性肺疾病患者的负面情绪有了显著改善⑤。而在新加坡进行的为期六周的历时纵向实地实验显示，相较于传统的棋盘游戏，Wii 游戏对老年人的孤独感、自尊和积极情绪方面有更积极的影响（Jung et al.，2009）。鉴于此，体感游戏可能具备潜在的抗抑郁作用，因此近年来也引起了公共卫生和医学界的广泛关注。

① KLOMPSTRA L V，JAARSMA T，STRÖMBERG A. Exergaming in older adults：a scoping review and implementation potential for patients with heart failure. European journal of cardiovascular nursing，2014，13（5）：388 – 398.

② MOUAWAD M R，DOUST C G，MAX M D，et al. Wii-based movement therapy to promote improved upper extremity function post-stroke：a pilot study. Journal of rehabilitation medicine，2011，43（6）：527 – 533.

③ ANDERSON-HANLEY C，ARCIERO P J，BRICKMAN A M，et al. Exergaming and older adult cognition：a cluster randomized clinical trial. American journal of preventive medicine，2012，42（2）：109 – 119.

④ 吴明寿，陈超，程振华，等. 基于 kinect 的老年人脑手眼协调检测训练系统. 电子测量技术，2020，43（5）：84 – 88.

⑤ ALBORES J，MAROLDA C，HAGGERTY M，et al. The use of a home exercise program based on a computer system in patients with chronic obstructive pulmonary disease. Journal of cardiopulmonary rehabilitation and prevention，2013，33（1）：47 – 52.

三、体感游戏与抑郁症

近年来，国外科研人员越来越关注数字化干预在治疗抑郁症方面的应用性和有效性，因为这类研究非常具有价值。国内也有学者把体感游戏引入抑郁治疗的领域，如刘俊杰等人通过对照实验发现，应用体感交互技术 Kinect 进行康复训练可以更好地改善脑卒中患者的抑郁程度[①]。陈长香等也有类似的发现。然而，体感游戏在抑郁症治疗中的应用是一个比较新的研究领域，其整体效果和影响因素尚不清晰[②]。最近越来越多的学者尝试将体感游戏作为一种新的抑郁干预手段进行研究，但他们的发现却大不相同。一些研究显示了体感游戏可以显著降低患者的抑郁症程度（Chao et al.，2015；Rosenberg et al.，2010），而另外一些报告却出现了与之矛盾的结果（Meldrum et al.，2015；Mhatre et al.，2013）。此外，这些研究是在不同的环境和方法下进行的。因此，如果想要探索体感游戏的真正抗抑郁作用，就必须要汇总相关研究的文献，进行系统的评价和综述。这些汇总的结论可以帮助该领域确定未来的发展趋势。

以往数字化干预的系统回顾研究提出了一些潜在的调节变量。例如，Li 等人的一项系统综述就发现数字化干预在改善老年群体抑郁程度上的成效要低于其他年龄组[③]。Richards 和 Richardson 在他们的荟萃分析中指出，治疗周期数可以调节数字化心理干预的抗抑郁作用，即短期的干预效果要好于长期的干预[④]。这些因素也为日后提升体感游戏在抑郁症治疗上的效果起到了启发性的作用。

---

① 刘俊杰，徐金献，张燕，等. 体感交互技术 Kinect 对脑卒中后抑郁患者的干预效果. 中国康复理论与实践，2013，19（11）：1049－1051.

② 陈长香，徐金献，张卫红，等. 体感游戏 Kinect 改善脑卒中患者抑郁情绪的效果研究. 中华行为医学与脑科学杂志，2013（7）：619－620.

③ LI J，THENG Y L，FOO S. Game-based digital interventions for depression therapy：a systematic review and meta-analysis. Cyberpsychology，behavior，and social networking，2014，8（7）：519－527.

④ RICHARDS D，RICHARDSON T. Computer-based psychological treatments for depression：a systematic review and meta-analysis. Clinical psychology review，2012（32）：329－342.

本章小结

　　本章对老年阈下抑郁症及其可能的治疗方法进行了比较全面的文献综述。阈下抑郁症是一种常见的精神疾病，老年群体的患病率高，会导致许多负面的影响。在治疗抑郁症的干预措施方面，以往研究显示运动是最有效的干预措施之一，且它的抗抑郁作用可以通过生物学和社会心理学的相关假说来解释。作为新型的运动形式，体感游戏的社会心理效益在研究中得到了支持。然而回顾文献，我们发现体感游戏对抑郁症的总体影响仍不清楚，还需要研究体感游戏和传统运动之间抗抑郁作用的差异。本章中所汇总的知识和发现的研究空缺为后续章节的展开提供了相应的实践背景和学术基础。

第三章　体感游戏的社会心理效应

在上一章的干预措施综述中，我们梳理了研究体感游戏对抑郁症有影响的相关文献，发现不同学者的研究结果大相径庭。产生这种现象主要是因为这些研究是在不同的背景下以不同的方式进行的。总体看来，体感运动对抑郁症的影响尚不清楚。因此，有必要对当下的研究现状进行更深入的分析，以探索该领域中存在的不足，并开拓出新的研究视角。本章主要在已有文献的基础上，汇总和分析与体感游戏相关的社会心理效应，以及对抑郁症的总体作用效果。本章不仅从宏观层面来确定体感游戏的总体效果，还将深入探讨影响其有效性的潜在调节因子，为日后的研究提供理论和实践的启示。

第一节　文献的搜索范围

根据美国运动医学学院的定义，"体感游戏"的定义包含两个部分的内容：第一，涉及数字化的驱动技术，例如游戏主机、智能手机和平板电脑等数字平台上的电子游戏；第二，参与者在玩游戏时，除了简单的手指动作外，还需要进行身体活动或锻炼。而本书中的体感游戏包括了现有的市场产品，以及研究人员设计的干预措施。在汇总文献时，本章没有对被试的抑郁症状做出限定，以便全面了解体感游戏的干预对不同抑郁严重程度者的影响，因此还包括了健康的参与者或患有其他慢性疾病，甚至是精神性疾病的人群。此外，还必须使用可靠有效的抑郁量表来评估对被试的抑郁症状的治疗效果。

为了系统地汇总和分析有关体感游戏的社会心理效应，尤其是在治疗抑郁症上的作用，本章检索了世界范围内最权威的计算机技术、心理学和医学领域的文献数据库，具体包括以下六个：

（1）国际计算机学会数字图书馆（ACM digital library）：该图书馆有着计算和信息技术领域中最全的文献集合和书目记录。它收录了美国计算机协会

（Association for Computing Machinery）的各种电子期刊、会议记录、快报等文献的全文信息，还可以看到出版物信息。它包括40 000多篇全篇文章、40多种期刊和2 000多卷会议记录。

（2）心理学文摘数据库（PsycINFO）：是心理学学科的国际性权威数据库，是由美国心理学学会（American Psychological Association）推出的学术信息化产品之一，全面覆盖行为科学与心理健康领域，是收录完整且回溯久远（最早可回溯至17世纪）的行为科学及心理健康文摘库，目前已有400万笔记录。该数据库收录的期刊、书籍和论文摘要等资源，99%均为同行评审。该库涵盖心理学学科的相关文献，如医药、神经病学、教育、法律、犯罪学、社会科学、商业、组织行为、语言学等。总计包括了来自50多个国家的2 500多种期刊的文献。

（3）PubMed：是生物医药领域使用最广泛的免费文献检索系统，由美国国立卫生研究院管理的美国国家医学图书馆下属国家生物技术信息中心开发。PubMed是一个以网络为基础的检索系统，自1997年起免费提供服务，数据库的内容包括Medline、PreMedline、OldMedline、Publisher supplied citations。提供的数据类型有期刊论文、综述等，以及其他数据资源链接。PubMed包含了超过1 100万份来自临床医学、护理、牙科、兽医学、药剂学、专职医疗、卫生保健系统等领域的近4 500种期刊的参考书目和摘要。

（4）Cochrane临床对照试验中心注册库（Cochrane Central Register of Controlled Trials）：集中收录了随机和准随机临床对照试验报告，其中大部分来自书目数据库（主要是Medline和Embase）以及其他已发表和未发表的文献。该数据库于1996年首次发布。

（5）ScienceDirect数据库：是爱思唯尔公司出品的世界上公认的高品质数据库，为成千上万的研究人员、科学家、工程师、专业人士和学生提供不可或缺的信息资源，其拥有全球超过1/4的科学、技术、医学和社会科学全文，以及同行评审文章。通过ScienceDirect，用户可以找到超过2 500种同行评审期刊，过刊扩展包（回溯至第1卷第1期），以及超过30 000册的权威书籍，包括参考工具书、手册、专著、系列丛书和教材等。

（6）CINAHL数据库（Cumulative Index to Nursing and Allied Health Literature）：CINAHL的全称是护理和联合健康文献的累积索引。它涵盖的参考文献来自英国、美国和其他国家的数百种护理、物理治疗、职业治疗、营养和饮食学以及其他健康相关专业的文献。CINAHL 中的结构化主题标题遵循 MeSH 术语和关键词搜索，并且可以根据期刊类型、出版物类型、出版日期/范围、语言、年龄组和研究地理区域来限制搜索。

在数据库检索阶段，本章主要通过关键词的组合来进行文献搜索。目标文献确定后，将会从每个研究中提取一些关键的信息，包括被试的背景（人数、性别、地区种族、身体机能、范围、年龄），干预情况（体感游戏信息、疗程周期、互动性），还有实验设计的细节（研究设计和量表）。

第二节 体感游戏的抗抑郁效应

一、总体效应分析

截至 2017 年底，笔者在上述的数据库里初步检索共找到了 1 099 篇文章，而在后续检索中又发现了 131 篇新发表的文章。排除一些不符合纳入范围或者数据不足的研究，最后笔者对 11 项研究进行了深入的剖析（见表 3 - 1）。检索到的有限文献数量，从某个角度反映出运用体感游戏来治疗抑郁症仍然是一个比较新的概念。笔者通过汇总纳入研究的总体效应能够证实体感游戏的确可以减缓抑郁症的严重程度。粗略对比后，笔者发现体感游戏的效应大于有氧运动，而与传统心理治疗相似。不过，过往研究由于其平台和技术的不同，应用时的效果会有一定的差异。根据系统的汇总和分析，几种常见的体感游戏平台在治疗抑郁症上的情况主要如下：

（1）任天堂 Wii。任天堂的 Wii 是应用在社会心理提升中最常见的平台。在检索到的文献中只有两项实验探讨了任天堂 Wii *Sports* 体感游戏对抑郁症的影响。其中，Herz 等人的研究结果表明，通过 4 周的 Wii *Sports* 锻炼后，帕金森病患者的抑郁症状可以得到有效缓解[①]。得到类似结论的研究还有 Rosenberg 等人在 2010 年所做的实验，不同的是，该研究使用的干预是 12 周的 Wii *Sports*，并

---

① HERZ N B, MEHTA S H, SETHI K D, et al. Nintendo Wii rehabilitation（'Wii-hab'）provides benefits in parkinson's disease. Parkinsonism & related disorders, 2013, 19（11）：1039 - 1042.

且所针对的对象是患有亚综合征抑郁的老年患者。除了 Wii *Sports* 体感游戏外，也有不少研究使用任天堂 Wii *Fit* 体感游戏及其后续产品 Wii *Fit Plus* 和 Wii *Fit U*。与 Wii *Sports* 不同，Wii *Fit* 体感游戏并非单纯为了休闲娱乐，它更多地专注于身体素质的提高。Wii *Fit* 的许多体感游戏需要使用到一个外置的平衡板，玩家需要站在平衡板上依照屏幕上的操作提示进行各种训练，包括瑜伽、力量训练、健美操等。检索到的文献里就有 3 项研究报告了 Wii *Fit* 体感游戏在缓解抑郁方面的显著作用。例如在 1 项随机对照实验中（Kempf & Martin，2013），患有 2 型糖尿病的患者在经过 12 周的 Wii *Fit Plus* 体感游戏后，其血糖浓度明显降低，体重也有所减轻，心脏的代谢风险也明显降低。也有研究观察了 Wii *Fit* 对患有系统性红斑狼疮的非裔美国妇女的影响，发现该体感游戏可以减轻患者的疲劳感和焦虑程度，并最终减轻患病的疼痛强度①。除了运用市面上发行的体感游戏外，也有学者为了提高效应而重新设计体感游戏。如 Chao 等人并没有直接采用现有的 Wii *Fit* 游戏，而是融合自我效能理论，研究了改良版 Wii *Fit* 游戏对需要协助生活的老年人的抗抑郁效果②。而他们的研究结果也表明，改良版的 Wii *Fit* 游戏比一般的健康教育项目更能显著改善抑郁症状。虽然上述研究支持了 Wii *Fit* 的效应，但是也有几项研究在结果中并没有发现患者产生显著的抑郁程度变化。由此可见，Wii *Fit* 体感游戏在治疗抑郁症时效果并不是十分的稳定，有可能受患者的情况或其他外部因素的影响。

（2）微软 Xbox Kinect。Kinect 是微软在 2010 年正式公布的 Xbox 360 体感周边外设，该名字为"Kinetics（动力学）"和"Connection（连接）"两词组合而成的新词汇。与 Wii 不同的是，微软的 Kinect 不需要使用任何实体控制器，它依靠相机捕捉三维空间中玩家的运动。因此 Kinect 的操作系统更简易，更能吸引不同年龄段的人群。此外，这个系统能够辨识人脸、辨认声音和接受命令。在众多的 Kinect 体感游戏中，一款名叫 *Kinect Adventures* 的游戏受到研究人员的偏爱，经常被用于对照实验中。这款游戏需要玩家不间断地进行指定动作，比如躯干弯曲和伸展、上肢伸展、原地跑步等，从而完成各类生动有趣的任务。

---

① YUEN H K, HOLTHAUS K, KAMEN D L, et al. Using Wii fit to reduce fatigue among African American women with systemic lupus erythematosus: a pilot study. Lupus, 2011, 20 (12): 1293－1299.

② CHAO Y-Y, SCHERER Y K, MONTGOMERY C A, et al. Physical and psychosocial effects of Wii fit exergames use in assisted living residents: a pilot study. Clinical nursing research, 2015, 24 (6): 589－603.

在检索到的文献中，研究者 Yu 和 Kim 测试了 Kinect 体感游戏在治疗抑郁上的效果①。他们的研究发现，在使用 *Kinect Adventures* 体感游戏 8 周后，韩国社区老年人的抑郁症程度得到了缓解，并且这种缓解比练气功和无干预两个对照组的要显著。

（3）非商业平台。除了任天堂 Wii 和微软 Xbox Kinect 这类商业平台外，也有研究尝试使用非商业目的而开发的平台。Shin 等人的研究是唯一一个使用了非商业健身游戏平台 RehabMaster™ 来进行研究的②。RehabMaster™ 是一种基于游戏化的虚拟现实康复系统，一共包括 10 分钟的康复训练和 20 分钟的康复游戏。Shin 的研究结果表明，RehabMaster™ 对降低慢性脑卒中患者的抑郁程度有一定的效果，而且能显著提升患者的上肢功能水平和生活质量。

不过值得注意的是，这些研究中只有少数采用随机对照实验来对比体感游戏与不同对照组的作用效果差异。这些对照组涵盖了不同控制条件，如传统心理治疗或常规日常治疗。当然也有几项研究专门对比了体感游戏和传统运动的效果差异。随机对照实验被认为是循证医学的"黄金法则"，缺少足够的随机对照实验会降低证据的有效性和科学性。因此，从目前看仍需要高质量的随机对照实验来探索体感运动作为抑郁干预的真正效应。从对象的年龄上看，有 6 项研究的目标人群为老年人，其余均为广泛的年龄群。从地区背景上看，大多数研究招募的对象主要为白种人群，只有 2 项研究涉及亚洲人群和非洲人群。此外，有趣的是，在一些研究中，女性被试的比例很高。就被试的纳入标准而言，只有 3 项研究专门关注抑郁症或相关精神障碍患者，如帕金森患者。尽管总干预次数有很大差异（8～40 次不等），大多数研究所设置的干预时间为每次 30 分钟左右。虽然大多数研究的被试与他人没有互动（例如只在家锻炼），但也有 2 项研究特别指出了玩家之间的社交互动，即被试在做运动时得到了同伴的鼓励。最后经统计，这些检索到的研究中常用的抑郁量表为老年抑郁测量表（GDS）、医院焦虑与抑郁量表（HADS-D）和汉密尔顿抑郁量表（HAMD）。

---

① YU J, KIM J. Effects of a physical activity program using exergame with elderly women. Journal of Korean academy of nursing, 2015, 45（1）：84－96.

② SHIN J H, PARK S B, JANG S H. Effects of game-based virtual reality on health-related quality of life in chronic stroke patients：a randomized, controlled study. Computers in biology and medicine, 2015（63）：92－98.

表3-1 抗抑郁效应系统综述的特征分析

纳入的研究	被试							干预情况			实验设计	
	人数	性别比例*（女性）	地区种族	身体机能	范围	平均年龄：M（SD）**		体感游戏信息	疗程周期	互动性	研究设计	量表
Chao et al.（2015）	30	F：75%	美国白人	能够独立行走或使用辅助设备	65岁及以上的老年人；当地居民	86.63（4.18）/83.75（8.04）		改良版任天堂Wii（结合自我效能理论），包括有氧运动、力量训练、平衡和瑜伽运动	每次30分钟；每周2次（共4周8次）	有	准实验；控制组：健康教育项目；前后测	老年抑郁测量表
Chao et al.（2017）	12	F：100%	非洲裔美国人	健康	55岁以上的老年人	64.17（6.74）		任天堂Wii Fit U（平衡游戏、瑜伽姿势、力量训练、有氧运动、舞蹈游戏）	每次1小时；每周2次（共12周24次）	有	前后测	老年抑郁测量表

（续上表）

纳入的研究	被试						干预情况			实验设计	
	人数	性别比例*（女性）	地区种族	身体机能	范围	平均年龄：M（SD）**	体感游戏信息	疗程周期	互动性	研究设计	量表
Meldrum et al. (2015)	71	F：62%	爱尔兰人	有行走和平衡障碍	成年患者；被诊断为单侧外周前庭功能丧失的患者，出现头晕眩晕，步态和平衡障碍的人	57.83（13.6）/50.47（15.53）	任天堂 Wii Fit Plus（凝视稳定运动、平衡运动、分级步行运动）	每天 15 分钟；每周 5 天（共 8 周 40 次）	无	随机对照实验；控制组：在泡沫平衡垫上运动	医院焦虑与抑郁量表
Kempf and Martin (2013)	220	F：54%	德国人	没有规律的锻炼习惯	50～75 岁的老年患者；被诊断糖尿病病程 < 5 年的患者	62（11）/60（9）	任天堂 Wii Fit Plus	共 12 周	无	随机对照实验；控制组：常规护理	糖尿病测量量表(PAID)；WHO-5 世卫组织五项身心健康指数等

（续上表）

纳入的研究	被试					干预情况			实验设计	
	人数	性别比例*（女性）	地区种族	身体机能	范围	平均年龄：M（SD）**	体感游戏信息	疗程周期	互动性	研究设计	量表
Mhatre et al.（2013）	10	F：60%	美国人	健康	成年患者；被诊断出患有帕金森病的患者	67.1（范围：44－91）	任天堂 Wii（大理石追踪，滑雪，泡泡漂流）	每次 30 分钟；每周 3 次（共 8 周24 次）	未知	前后测	老年郁测量表
Herz et al.（2013）	20	F：35%	95%美国白人	早期至中期的帕金森症	成年患者；被诊断为早期至中期的帕金森的患者	66.7（7.2）	任天堂 Wii（网球、保龄球和拳击）	每次 1 小时；每周 3 次12 次	无	前后测	汉密尔顿抑郁量表
Rendon et al.（2012）	40	N/A	美国人	健康	生活在社区，年龄在 60～95 岁的老年人	85.7（4.3）/83.3（6.2）	任天堂 Wii（弓步、单腿伸展和扭转）	每次 35～40 分钟；每周 3 次（共6 周 18 次）	无	随机对照实验控制组：常规护理	老年抑郁测量表

（续上表）

纳入的研究	被试						干预情况			实验设计	
	人数	性别比例*（女性）	地区种族	身体机能	范围	平均年龄：M（SD）**	体感游戏信息	疗程周期	互动性	研究设计	量表
Rosenberg et al. (2010)	19	F: 68%	美国混血白人	健康	生活在社区，诊断为阈下抑郁的老年人	78.7(8.7)	任天堂 Wii（网球、保龄球、棒球、高尔夫和拳击）	每次 35 分钟；每周 3 次；（共 12 周 36 次）	未知	前后测	抑郁症状快速测量量表
Shin et al. (2015)	35	F: 25%	韩国人	慢性半麻痹性上肢功能障碍	成年患者	53.37(11.8)/54.67(13.4)	基于游戏的虚拟现实康复治疗和专业化治疗	每次治疗 30 分钟，休息 30 分钟；每周 5 次（共 4 周 20 次）	无	随机对照实验；控制组：专业化治疗	汉密尔顿抑郁量表
Yu & Kim (2015)	31	F: 100%	韩国人	健康	生活在社区，年龄超过 65 岁的老年人	72.95(5.20)/74.55(5.59)	Xbox Kinect Adventures	每次 50 分钟；每周 2 次（共 8 周 16 次）	未知	随机对照实验；控制组：气功锻炼	老年抑郁测量量表

（续上表）

纳入的研究	被试						干预情况			实验设计	
	人数	性别比例*（女性）	地区种族	身体机能	范围	平均年龄：M（SD）**	体感游戏信息	疗程周期	互动性	研究设计	量表
Yu and Kim (2015)	31	F：100%	韩国人	健康	生活在社区，年龄超过65岁的老年人	72.95(5.20)/74.20(4.96)	Xbox Kinect Adventures	每次50分钟；每周2次（共8周16次）	未知	随机对照实验；控制组：常规护理	老年抑郁测量表
Yuen et al. (2011)	15	F：100%	非洲裔美国人	久坐不动	诊断为系统性红斑狼疮患者；中度至重度疲劳	46.7(14.4)	任天堂Wii（瑜伽、有氧运动和强化运动）	每次30分钟；每周3次（共10周30次）	无	前后后测	医院焦虑与抑郁量表

注：*F表示女性被试的百分比。

**数据表示实验组与控制组的平均年龄对比。

二、潜在影响因素

（一）年龄因素

从检索到的文献中发现，体感游戏对老年人的抑郁缓解作用比一般成年人要明显。虽然体感游戏最初是为年青一代设计的，但越来越多的老年人开始尝试并在日常生活中使用。因此，关于体感游戏在多大程度上能给老年人的健康带来益处的问题，现在引起了研究人员的关注。有一些早期的研究已经比较了不同年龄层在使用体感游戏时所出现的生理反应和享受程度的差异（Graves et al.，2010；Mullins et al.，2012）。但是，迄今为止，还没有专门研究能指出年轻人和老年人之间的抗抑郁效果差异。汇总所检索的文献表明，老年人可能比一般成年人在体感游戏中受益更多，其抑郁症状能够得到更好地改善。至于为什么年龄会带来这种区别，一种可能的解释是不同年龄段的人患抑郁症的原因不同。年轻人和中年人经常因为工作、家庭或两性关系中的消极事情而感到抑郁；而老年人则主要是因为身体疾病或社会隔离而产生抑郁。体感游戏不但可以改善身体健康状况，也可以促进社会交往，因此对老年人的抑郁症状缓解更有成效。

（二）性别因素

此外，这些文献也发现运动能力良好的女性在进行体感游戏后，其抑郁症状会有较大的改善。关于性别与游戏的研究其实很早就有，另有不少近期的研究表明，不同性别的人群在使用体感游戏时会产生不同的认知和行为，尤其是在运动动机和游戏表现上会有显著的区别（Graves et al.，2007；Lam et al.，2011；Sun，2013）。例如 Sun 就认为，男性会比女性更享受体感游戏[1]，而Graves 等人也发现男性在体感游戏中的表现比女性更活跃[2]。虽然这些研究结果在某些程度上可以帮助我们理解性别对于体感游戏的影响差异，但是关于性别如何影响体感游戏所产生的社会心理作用，目前的证据仍然十分有限。Donker等人的一项研究称，数字化心理治疗会对女性患者产生更好的抑郁治疗效果。

---

[1]　SUN H. Impact of exergames on physical activity and motivation in elementary school students：a follow-up study. Journal of sport and health science，2013，2（3）：138 – 145.

[2]　GRAVES L，STRATTON G，RIDGERS N D，et al. Comparison of energy expenditure in adolescents when playing new generation and sedentary computer games：cross sectional study. The BMJ，2007（335）：1282 – 1284.

由此可见，未来需要更多的研究来解释性别因素对体感游戏和抑郁症之间关系的调节作用①。

(三) 身体因素

体感游戏对运动能力较强的个体会产生更好的抗抑郁效果。据此结论可以推断：与行动不便的人相比，身体灵活的人可以更好地使用和操作体感游戏，因此更有可能从体感游戏中获得心理健康层面的提升。此外，个体原本患有的抑郁症程度也会对体感游戏的抗抑郁效果产生影响。先前的运动干预综述表明，患有抑郁症的参与者比未患抑郁症的参与者通过锻炼改善抑郁的效果更好（Lawlor & Hopker，2001；Sjösten & Kivelä，2006）。现在这个结论可以进一步地拓展到体感游戏的研究领域，即体感游戏对临床抑郁症患者（包括与抑郁症相关的精神障碍患者）的治疗效果大于非临床抑郁症患者。值得注意的是，有一项研究专门评估了体感游戏对阈下抑郁症的影响②。考虑到该研究具有很高的效应值，因此本书预测体感游戏对阈下抑郁症有更好的治疗效果。

(四) 干预设置因素

其实社会交往的程度一直与抑郁有重要的关系。而在体感游戏的环境中，玩家之间的互动就是社会交往的一个缩影。因此，有的研究发现玩家互动的模式能够更好地改善抑郁，是意料之中的结论。该结果为体感游戏在缓解抑郁症的应用上提供了证据支撑，即相较于没有互动的玩家，从游戏同伴那里获得社交互动和支持的玩家会表现出更低的抑郁程度。此外，疗程周期短的体感游戏比疗程周期长的效果更好。这一发现不同于过往的假设，即更长的干预时间会导致更积极的结果。也有一些研究人员强调了短期的社会心理干预在抑郁症治

---

① DONKER T, BATTERHAM P J, WARMERDAM L, et al. Predictors and moderators of response to internet-delivered interpersonal psychotherapy and cognitive behavior therapy for depression. Journal of affective disorders, 2013 (151)：343 - 351.

② ROSENBERG D, DEPP C A, VAHIA I V, et al. Exergames for subsyndromal depression in older adults：a pilot study of a novel intervention. The Amercian journal of geriatric psychiatry, 2010, 18 (3)：221 - 226.

疗中的潜能①②，原因可能是玩家对体感游戏的新奇性能够在某种程度上改善抑郁症，但随着时间的推移，这种影响会逐渐减弱。当然这种猜想还需要在未来的研究中去证实。

三、当前研究趋势

经过对过往文献的检索和汇总，不难看出体感游戏对抑郁症的影响这一研究领域存在的不足，因此，本书可以为今后的研究趋势提供重要的参考。首先，体感游戏作为抑郁干预是一个新兴但发展迅速的研究领域，需要有大量且设计缜密的随机对照实验来评估其在不同人群、不同条件下的抑郁症治疗效果。特别建议未来的研究以传统运动作为对照组，这样得出的研究结果将有助于了解体感游戏对抑郁症的真实作用，从而为这一领域的空缺提供实践贡献。其次，有关调节变量的分析也指出了研究的重点方向。例如，体感游戏对于那些有抑郁症状、有社交互动的老年人来说是特别有效的。因此，需要有更多的研究来进一步探索这些因素。最后，其他的调节变量，如性别、文化、身体机能的灵活性等，也为研究提供了有价值的信息。对于有抑郁症状、身体机能良好的老年女性，体感运动是一种特别适合且有效的干预方法。这提示政府决策部门需要根据纳入标准，对临床实践进行一定的调整，以最大限度地发挥体感游戏的抗抑郁作用。

本综述的结果也为体感游戏开发商和设计者提供了非常有价值的建议。在所有的纳入研究中，仅发现两项研究应用了专门针对改善健康的体感运动。这也呼吁业界需要设计出更多以治疗抑郁症为目的的体感游戏，同时也需要思考影响效果的相关因素。体感游戏设计师可以与抑郁症治疗师合作，将疾病的相关理论和治疗实践融入游戏设计中，例如将认知行为治疗法融入体感游戏的主题和环境里。这样的一些创新可能会优化抑郁症的治疗效果。与此同时，这些研究也强调了运动时的社交互动有助于抑郁症的减轻。因此，可以考虑增加更多的功能来鼓励社交互动，例如多玩家合作模式、同伴共享系统等。此外，针对老龄化人群进行设计是未来体感科技的重要发展趋势之一。由于市场上销售的体感游戏一般不适合

① CUIJPERS P, SMIT F, STRATEN A V. Psychological treatments of subthreshold depression: a meta-analytic review. Acta psychiatrica scandinavica, 2007, 115 (6): 434 – 441.

② DONKER T, BATTERHAM P J, WARMERDAM L, et al. Predictors and moderators of response to internet-delivered interpersonal psychotherapy and cognitive behavior therapy for depression. Journal of affective disorders, 2013 (151): 343 – 351.

老年人使用，很多学者已经讨论了专门针对老年人的体感游戏设计方向（Brox et al.，2011；Gerling et al.，2011；Planinc et al.，2013），例如设置合适的游戏难度、开发对老年人友好的用户界面。游戏设计人员可以遵循这些指导方针，增强未来体感游戏在老年抑郁症患者治疗上的可用性和有效性。

第三节　体感游戏的社会效应

一、总体效应分析

除了针对现有文献中体感游戏的抑郁效果进行深入分析以外，对于体感游戏其他的社会效应也应该要有全面的了解。前面已经提到，体感游戏具有社会属性，不少体感游戏能够支持玩家之间的互动和交流。这种游戏中的互动反过来又可以增强人们在现实中的社交网络以及友谊程度。Kooiman 和 Sheehan 的研究结果表明，基于网络的体感游戏可以增加学生在体育教学中的社会关系[1]。在体感游戏干预中，社交互动被认为是青少年最重要的动机[2]。除了年青一代，最近的体感游戏研究也将社会效应的探索扩展到了老年人群体。老年群体是未来体感游戏非常重要的应用人群之一。在回顾体感游戏的社会心理效应的文献中，我们发现它们主要涉及心理情绪的变化，如积极情绪和愉悦程度之类（Chao et al.，2015；Li et al.，2015；Matallaoui et al.，2017；Zeng et al.，2016）。然而，研究者对体感游戏对老年人产生的社会效应还缺乏整体的认识。因此这一节主要关注体感游戏的社会效益，并延伸到老龄人群。本节会对社会科学相关的主要数据库进行相关文献检索，包括 PsycINFO、PubMed、CINAHL 和 ScienceDirect。一共检索了 2017 年 2 月之前发表的 319 篇文章，经过排查后最终确认纳入 10 项研究，并提取了这些研究中使用的体感游戏、被试（国家、样本量、平均年龄和纳入条件）、研究方法（研究设计和周期）以及主要发现（测量方法和结论）。表 3 - 2 呈现了 10 项研究的具体信息。

---

① KOOIMAN B J, SHEEHAN D P. The efficacy of exergames for social relatedness in online physical education. Cogent education，2015，2（1）.

② STAIANO A E, ABRAHAM A A, CALVERT, S L. Motivating effects of cooperative exergame play for overweight and obese adolescents. Journal of diabetes science and technology，2012，6（4）：812 - 819.

表3－2 社会效应系综述的特征分析

纳入的研究	体感游戏	被试			研究方法			主要发现
		国家	样本量	平均年龄 M(SD)*	纳入条件	研究设计	周期	测量方法	结论
Agmon et al. (2011)	Wii Fit U 体感游戏	美国	7	84(5)	平衡能力受损的老年人；来自护理退休社区	单组实验，深入访谈	每周3次，共12周	社交能力：半结构化访谈	7名被试中有6名表示他们喜欢和孙辈一起玩 Wii Fit
Chao et al. (2017)	Wii Fit U 体感游戏	美国	12	64.17(6.74)	55岁及以上的健康老年女性；来自非裔美国人社区	单组实验，深入访谈	每周1～2次，共14周	社会联系：半结构化访谈	应该鼓励被试和其他人建立联系
Jung et al. (2009)	Wii Sports 和 Cooking Mama	新加坡	45	56～92	健康的老年人；来自老年活动中心	对比实验	每周3次，共6周	孤独感：加州大学洛杉矶分校孤独感量表（ULS）	体感组的孤独感比对照组显著降低，$t(43)=5.34$，$p<0.01$
Kahlbaugh et al. (2011)	Wii bowling 体感游戏	美国	35	82(9.8)	健康的老年人；来自独立生活住宅	对比实验	每周1次，共10周	孤独感：加州大学洛杉矶分校孤独感量表	体感组的孤独感比对照组显著降低，$F(2,30)=6.24$，$p<0.005$

（续上表）

纳入的研究	被试					研究方法			主要发现
	体感游戏	国家	样本量	平均年龄 M(SD)*	纳入条件	研究设计	周期	测量方法	结论
Keogh et al. (2014)	Wii Sports 体感游戏	澳大利亚	34	83（8）	健康的老年人；来自住宅老年护理中心	单组实验，深入访谈	共8周	社交能力：半结构化小组面试	一些人觉得有"新面孔"一起互动，或者有人愿意倾听自己，是值得期待的
Millington (2015)	Wii Bowling 体感游戏	加拿大	8	未知	健康的老年人；来自老年退休中心	单组实验，深入访谈	Wii体感游戏持续使用	社会参与：深入访谈	"虚拟"保龄球可以让人们在公共空间聚集在一起，同时也让他们活跃起来
Theng et al. (2012)	Wii 体感游戏，例如 Wii Sports 和 Wii Party 等	新加坡	28	>60	健康的老年人；来自老年人活动中心	单组实验，前后测量	共6次	积极态度：语义差异量表	对青年的积极态度：从 $M=4.06$（$SD=0.78$）增加到 $M=4.27$（$SD=0.43$）
Wollersheim et al. (2010)	Wii 体感游戏	澳大利亚	11	73.5（9）	有残疾或被社会孤立的老年妇女	焦点访谈小组	每周2次，共6周	社会联系：焦点小组讨论	许多女性指出，精通体感科技可以使她们与孙辈有更多接触

（续上表）

纳入的研究	被试				纳入条件	研究方法		测量方法	主要发现
	体感游戏	国家	样本量	平均年龄 M(SD)*		研究设计	周期		结论
Wu et al. (2015)	Kinect Sport Bowling 体感游戏	新加坡	113	>55	健康的老年人；来自老年活动中心和社区俱乐部	对比实验	每周2次，共4周	临场感：游戏问卷中的社交同在存在	比起传统运动组，体感组与临场感有更显著的关系，$\beta = -0.20$，$p < 0.1$
Xu et al. (2016)	三款Kinect体感游戏	新加坡	89	75	健康的老年人；来自老年活动中心	对比实验	每周3次，共1周	孤独感：加州大学洛杉矶分校孤独感量表；社会焦虑：社交焦虑量表；社交性：社交性量表	孤独感：玩运动游戏后显著降低，$F(1,83) = 5.57$，$p < 0.05$；社会焦虑：没有显著变化，$F(1,83) = 1.58$，$p = 0.212$；社交能力：玩运动游戏后显著增加，$F(1,83) = 3.95$，$p = 0.050$

* 数据表示实验组与控制组的平均年龄对比。

通过对检索文献的分析，我们发现越来越多的学者利用体感游戏来改善老年人在社交层面的心理健康，而绝大部分的研究都是在 2010 年之后发表的，这说明该研究领域越来越受到重视。总的来说，大多数的体感游戏研究都显示了其对提高社交健康的潜力，如降低孤独感、增加社会联系和提升对待他人的积极态度等。通过这些发现我们不难看出，体感游戏有潜力成为一种有效提升老年人社会心理健康的措施。

二、社会效应类别

根据本身的性质不同，社会效应其实也有不同的类别。通过检索所有的文献，就能大致汇总出体感游戏所产生的不同社会效应效果。这些效应可以分为三类：情绪相关效应、行为相关效应以及态度相关效应。

（1）情绪相关效应。大部分的结果都表明体感游戏能够降低老年人的孤独感，因此孤独感是体感游戏产生的与情绪相关的主要社会效应。例如 Jung 等人（2009）所进行的研究就评估了任天堂 Wii 在改善处于长期护理中的老年人生活质量方面的能力。他们的研究结果表明，与传统棋盘游戏相比，Wii 体感游戏能够让老年人的孤独感降低得更多。同样，美国的另一项实验也表明，Wii 体感游戏比看电视更能降低人们的孤独感[1]。Xu 等人的研究表明，不同的体感游戏模式（与年轻人多人游戏、与老年人多人游戏）在影响上没有太大的区别，不论参与哪种模式，老年人的孤独感都有显著的降低[2]。这份研究还发现，在参与体感游戏后，老年人的社会焦虑也得到了有效的缓解，但这个现象只存在于与年轻人多人游戏的案例中。考虑到情绪变化的天然属性，也许这种孤独感的减少不是因为体感游戏本身的设置，而是由于老年人和其他玩家之间的社交互动。有学者很早就在一些大样本调查研究中指出，老年人与其他人一起做一

---

① KAHLBAUGH P, SPERANDIO A, CARLSON A, et al. Effects of playing Wii on well-being in the elderly: physical activity, loneliness, and mood. Activities, adaptation and aging, 2011, 35 (4): 331 - 344.

② XU X, LI J, PHAM T P, et al. Improving psychosocial well-being of older adults through exergaming: the moderation effects of intergenerational communication and age cohorts. Games for health journal, 2016, 5 (6): 389 - 397.

些事情就可以降低老年人的孤独感，哪怕这些事情其实与科技无关①。

（2）行为相关效应。除了与情绪相关的效应外，体感游戏也可以让老年人产生一些与行为相关的社会效应，如改变社会关系、亲密关系，还有运动参与度的变化。在完成为期14周的体感游戏项目后，Chao等人发现一些老年人觉得他们与他人的联系更紧密②。3项近期的研究进一步解释了体感游戏提供了一种更有效的社会化途径，使老年人能够与其他同龄人甚至是孙子孙女产生更紧密的社会联系（Agmon et al.，2011；Keogh et al.，2014；Wollersheim et al.，2010）。这是因为体感游戏能够给老年人提供与其他社会成员进行互动和交流的机会。Millington的研究也支持了这种观点，体感游戏能够通过将老年人聚集在活动中心，让他们更加活跃，以此增加他们的社会参与度③。Xu等人研究分析了老年人与不同年龄人群进行体感游戏后产生的行为变化④。一方面，与年轻人一起进行体感游戏的老年人在社交能力上的增强，要比与同龄人进行游戏的老年人更显著。另一方面，在传统运动中老年人往往缺乏持续锻炼的动力，而体感游戏的特点刚好可以弥补这一缺陷。

（3）态度相关效应。这里的态度效应主要指的是对其他人的看法和感受，其中就包括社会临场感（social presence）。这个概念的提出是为了说明新传播媒介的效果，其主要认为传播媒介会对社会产生影响。社会临场感是传播者与其他参与者互动时的感知体认，足以让沟通双方在沟通过程中了解彼此的特点与沟通背后的真正含义，因此，增加临场感将会帮助个人在沟通过程中有更多的获得。Wu等人的研究就着重考察了体感游戏对老年人社会临场感的影响。不过，他们的研究结果并没有体现体感游戏的优越性，而是发现体感游戏中老年

① LEE G R，ISHII-KUNTZ K. Social interaction，loneliness，and emotional well-being among the elderly. Research on aging，1987，9（4）：459 – 482.

② CHAO Y Y，MUSANTI R，ZHA P，et al. The feasibility of an exergaming program in underserved older African Americans. Western journal of nursing research，2017，40（6）：13 – 16.

③ MILLINGTON B. Exergaming in retirement centres and the integration of media and physical literacies. Journal of aging studies，2015（35）：160 – 168.

④ XU X，LI J，PHAM T P，et al. Improving psychosocial well-being of older adnlts through exergaming：the moderation effects of intergenerational communication and age cohorts. Games for health journal，2016，5（6）：389 – 397.

人的社会临场感明显低于传统锻炼的老年人①。除了社会临场感外，体感游戏也有可能会影响老年人对他人的态度。来自新加坡的另一项研究则发现，与年轻人一同进行体感游戏，可以提升老年人对于年轻群体的认同感②。

三、现实指导意义

虽然体感游戏的社会效益在游戏研究中也有讨论，但在这个课题上却没有专门的综述和深入的探讨。在已有的研究回顾中，还没有人提出体感游戏可以影响人的态度，因而这是一项新的发现。体感游戏可以影响玩家与他人相处的感觉以及对他人的好感，这与近年来在电子游戏方面的研究结果是十分相似的。Alhabash 和 Wise 的研究发现，角色扮演类电子游戏可以直接或间接地影响学生们对其他种族人士的态度③。在另外一项研究中，中学生在玩过具有情感导向的游戏后，对流浪者的同情心会大大增加④。而现在的发现其实进一步证实了体感游戏能够潜在提高老年人对其他群体的认同感。在目前的体感游戏研究领域，虽然与态度相关的文献总体上数量不多，但已经在社交媒体上引起了一定的讨论。

此外，任天堂的 Wii 是测试体感游戏社会效应中使用频率最高的游戏平台。很多学者都指出这个平台上的运动游戏是老年人最容易接触和最受欢迎的，甚至有证据表明老年玩家在 Wii 体感游戏中的依从度最高（Chao et al.，2015）。尽管 Wii 是一个适合老年人进行体感游戏的平台，但关于 Wii 是否与其他平台（如微软 Kinect）可能存在不同的效果，目前依然不是很明确。这需要更多的研究来比较和分析市面上不同游戏平台的具体应用效果。在众多的体感游戏类型中，保龄球是检索的文献中最常用来做研究的类型。根据美国运动医学院的指

---

① WU Z, LI J, THENG Y L. Examining the influencing factors of exercise intention among older adults: a controlled study between exergame and traditional exercise. Cyberpsychology, behavior, and social networking, 2015, 18 (9): 521 – 527.

② THENG Y L, CHUA P H, PHAM T P. Wii as entertainment and socialisation aids for mental and social health of the elderly. Austin: The ACM Conference on Human Factors in Computing Systems, 2012.

③ ALHABASH S E, WISE K. PeaceMaker: Changing students' attitudes toward palestinians and israelis through video game play. International journal of communication, 2012 (6): 356 – 380.

④ RUGGIERO D. The effect of a persuasive social Impact game on affective iearning and attitude. Computers in human behavior, 2015 (45): 213 – 221.

引，老年人应该多进行缓慢的运动来维持或提升平衡性和柔韧性。而保龄球游戏只要慢动作就可以完成，因此是一种非常匹配老年人的运动类型。同时，保龄球是一种允许自我调节的运动，老年人可以充分利用各自所需的时间来完成这些动作，不必受困于限时的问题。

研究中的老年人们大多来自当地社区或老年活动中心，但是有两项研究特意选取了在行动和社会交往上有障碍的老年人群（Agmon et al.，2011；Wollersheim et al.，2010）。对于老年人来说，肢体残疾、行动迟缓，往往是导致其社会孤立的主要原因。许多老年人行动迟缓，无法参与社会活动，难以与社会保持联系，这会导致他们感到孤独，不适应社会生活。而体感游戏可以改善残疾老年人的社交体验，因为体感游戏可以增强他们与同龄人和孙辈的联系。然而，正因为残疾，这些老年人参与体感游戏会有一定的难度，假如没有他人陪同，他们可能很难体会游戏的乐趣。因此，游戏开发者和医师应在体感游戏中更多地考虑残疾老年人的需求。

本章小结

本章通过文献检索分析，为体感游戏的抗抑郁作用提供了全面的支持，即通过在计算机技术、心理学和医学的主要文献数据库中进行全面的检索，系统分析相关文献的特征，包括提取被试、干预措施和实验的主要细节，这些检索的文献以实践证据为体感游戏缓解抑郁症的效果提供了支持，并且也发现了年龄因素、性别因素、身体因素、干预设置因素等的调节作用。同时，也验证了体感游戏在老年人身上产生的社会效应，最后确定了包括与情绪相关、与行为相关、与态度相关的三种具体的社会效应效果。同时我们也不难看出，目前体感游戏研究中的几处不足和未来重要的研究方向包括：①验证体感运动对老年抑郁症的影响，特别是对阈下抑郁症的影响；②确定体感游戏和传统运动的效果区别；③探讨玩家互动模式对体感游戏的抗抑郁效果的影响。而本书后面部分则会针对这些问题进行深入探讨，从而构建出更好的、能改善老年抑郁的体感化干预体系和具体操作方案。

第二部分

抑郁干预"体感化"的影响因素

…… ……

第四章 体感平台因素

传统运动的抗抑郁作用已在先前的研究中得到了充分的证实，但体感游戏对老年抑郁的作用却一直未得到充分证明。尤其是体感游戏能否对老年阈下抑郁产生优于传统运动的效果，以及这种效果是如何实现的，尚未确定。本章结合了人机交互、社会心理以及行为科学领域的几种相关理论，构建出体感游戏平台是如何产生比传统运动更好的抗抑郁效果的详细路径，并通过实证研究来填补这方面的知识空白。因此，本章的重点是通过相关的实证分析来区分体感游戏平台与传统锻炼方法对老年人阈下抑郁的影响，从而探讨体感游戏在解决该群体阈下抑郁问题上的效果。

第一节 平台作用的理论构建

虽然体感游戏最初并非为老年人而设计，但它在老年医疗领域的应用得到了很多研究的关注。老年人在日常活动中往往不那么活跃，有报告指出，大概67%的老年人每天至少会坐 8.5 小时，而且对于锻炼和体育活动的依从性通常较低，越年长的老年人情况越不乐观。尽管几十年来政府采取了多种公共卫生措施，但这个问题始终没有得到改善。老年人缺乏参与锻炼的重要因素之一可能是许多传统锻炼项目的重复性较高，易使其感到无聊，难以激发老年人参与的兴致。而体感游戏将运动与视频游戏相结合，可以提升玩家（包括老年人）的运动乐趣和动机，有望使晚年生活更加健康。

体感游戏本质上是传统运动的数字化形式，因此十分有必要探讨一下体感游戏是否能产生与传统运动不同的效果和作用。与传统形式的运动锻炼相比，体感游戏的最大优势在于将运动锻炼与电子游戏相结合。在一些数字化技术的辅助下，体感游戏能够提升玩家的运动动机，从而提升运动依从度。此外，最近的研究已经开始转向传统运动和体感游戏的效果比较，以及它们是否会对健康产生不同的影响。例如 Wu 等人发现，相对于玩室内保龄球来说，老年人在玩 Kinect 保龄球体感游戏时会有较高的社交参与意愿①。Russell 等人在 20 名男性和 17 名女性志愿者中比较了体感游戏与传统有氧运动对心理的影响效果，结果发现体感游戏在以自选强度进行运动时，与传统运动具有相似的短期心理效益②。但是，很少有研究调查体感游戏和传统运动对阈下抑郁和相关社会心理变量的影响。本节则尝试从传播学、心理学、社会学等理论背景去探讨体感科技平台对抑郁症及其相关社会心理的影响。

一、积极情绪

匈牙利籍心理学家米哈里·契克森米哈（Mihaly Csikszentmihalyi）在 20 世纪建立了心流理论（Flow Theory，也称作沉浸理论），指的是人们沉浸于一种本质上有益的活动体验，这种状态引发了自我意识的暂时消失。他称这种体验为"心流"，触发的条件是当一个人从事可控但极具挑战性的任务或活动时，这些任务或活动需要相当多的技能并且具有内在动机。心流可能发生在阅读、运动、艺术创作或音乐创作、参与某些特定类型的工作期间。米哈里可能是第一个提出心流的概念并以科学的方法进行探讨的西方科学家，不过他并非第一个注意到心流现象或发展出心流技法的人。2500 年前，心流早已是一个被东方精神传统实践家广泛使用的词汇。如佛教及道教将心流技法作为其发展精神力的重要技法，日本禅宗使用心流来决定其表现形式等。随着电子游戏的兴起，研究人员现在经常将心流的概念应用到游戏研究中，并指出电子游戏具有产生心流现象的类似特征。

根据心流理论，要获得心流体验必须满足几个条件，包括：

（1）要完成的任务。

（2）专注于此任务。

（3）明确的任务目标。

---

① WU Z, LI J, THENG Y L. Examining the influencing factors of exercise intention among older adults: a controlled study between exergame and traditional exercise. Cyberpsychology, behavior, and social networking, 2015, 18 (9): 521 – 527.

② RUSSELL W D, KRAFT J A, SELSOR C W, et al. Comparison of acute psychological effects from "exergames" vs. traditional exercise. Athletic insight, 2010, 2 (3): 251 – 267.

（4）清晰即时的反馈。

（5）对行动的控制感。

（6）深入而轻松的参与。

与传统运动相比，体感游戏能使人们产生更强烈的运动动机，可能会更好地满足心流的条件，从而在运动中使人们获得更沉浸的体验。具体来说，借助数字引擎和体感设备这些先进的技术，体感游戏中的声像、影像与图像的融合增强了运动的视觉交互品质，因此可以通过刺激视觉、听觉等来吸引玩家更多的注意力，并使玩家在整个体感游戏过程中保持专注。体感游戏还可以在适当的时机通过状态、得分和进度指示为玩家提供更好的即时反馈。此外，与传统运动中的开放环境相比，体感游戏可以提供一个受控的游戏环境，改变现实不可预测和无法控制的无力感，让玩家可以深度参与，摒弃时间空间带来的限制而减弱对周围环境的感知。在 2016 年的一项研究中，Barry 等人比较了健康成年人玩体感游戏和传统运动的区别，他们发现体感游戏能让人更加专注于必须达到的目标（专注于任务），玩家在玩游戏时感到轻松（对行动的控制感），能获得清晰的反馈（清晰及时的反馈）。体感游戏改变了他们对时间的感觉，使其一直沉浸在该游戏中（深度而轻松的参与）①。这样看来，体感游戏比一般的传统运动更能满足心流效应产生的条件。而事实也的确如此，他们的研究结果表明，体感游戏组中成年人的心流体验明显高于传统运动组中成年人的心流体验。在 Robinson 等人（2015）的另一项研究中也发现了类似的结果，多发性硬化症患者群体在进行 Wii *Fit* 体感游戏中测量的几个心流体验程度均要优于传统的平衡训练②。

高度的心流体验可能会产生一些积极的心理感受，包括愉悦的感觉以及更高的内在动力，甚至从长远来看会带来积极情绪（positive affect）。Rogatk 的研究表明，进行有高心流度的活动能提升大学生群体的积极情绪③。Fritz 和 Avsec

① BARRY G, SCHAIK P V, MACSWEEN A, et al. Exergaming (XBOX Kinect™) versus traditional gym-based exercise for postural control, flow and technology acceptance in healthy adults: a randomised controlled trial. BMC sports science, medicine and rehabilitation, 2016, 8 (1).

② ROBINSON J, DIXON J, MACSWEEN A, et al. The effects of exergaming on balance, gait, technology acceptance and flow experience in people with multiple sclerosis: a randomized controlled trial. BMC sports science, medicine and rehabilitation, 2015, 7 (8).

③ ROGATK T P. The influence of flow on positive affect in college students. Journal of happiness studies, 2007, 10 (2): 133 – 148.

的另一项研究进一步通过量化的数据证实心流体验的几个方面，即清晰的目标、挑战技能的平衡、对任务的专注、本身带有目的的体验，都是积极情绪的重要预测因子，可解释其36%的变异程度①。同样，如果体感游戏比传统运动创造出更高程度的沉浸体验，那么人们的运动乐趣、愉悦甚至积极情绪都会进一步地增强。综合以上所有研究证据，可以合理地预测，通过提高玩家之间的心流体验，体感游戏可以比传统运动产生更高程度的积极情绪。

二、自我效能感

自我效能感可能是受体感科技平台影响的另一个社会心理变量。从定义上说，自我效能感是指"相信自己有能力组织和执行所要求的行动并以此产生特定成就"（Beliefs in one's capacity to organize and execute the courses of action required to produce given attainments）②。自我效能感是理解和促进健康行为中最广泛研究的概念之一。在体育运动领域中，自我效能感已被确定为采取和保持规律运动行为的决定因素。最近一些有关游戏的研究调查了体感游戏与自我效能感之间的关系。其中Staiano等人研究发现，与常规护理相比，舞蹈类体感游戏可以显著提升超重或肥胖青年女孩的自我效能感。但是，很少有研究能够验证体感游戏平台对自我效能感的真正作用，即与传统运动对比所产生的自我效能感的程度有何不同③。

自我效能感这一概念是美国著名心理学家班杜拉于20世纪70年代在其著作《思想和行为的社会基础》中提出的。它最早是作为社会学习理论（Social Learning Theory）的一部分而提出的，并在1986年发展为社会认知理论。社会学习理论是在对传统行为主义的继承与批判的历史关系中逐步形成的，是当传统行为主义陷入危机之后，作为对这种危机的反应并接受新兴的认知心理学的影响而形成的一种新的新行为主义体系，其基本特征是强调主体因素对人类学习的必要性及其对人性潜能发挥的决定性。社会认知理论解释说，人类的动机

---

①　FRITZ B S, AVSEC A. The experience of flow and subjective well-being of music students. Psihološka obzorja/Horizons of psychology, 2007, 16（2）：5–17.

②　BANDURA A. Self-efficacy：the exercise of control. New York：W. H. Freeman, 1997.

③　STAIANO A E, ABRAHAM A A, CALVERT S L. Motivating effects of cooperative exergame play for overweight and obese adolescents. Journal of diabetes science and technology, 2012, 6（4）：812–819.

和行为是三种因素之间相互作用的结果：行为因素，个人因素（例如认知，情感，生物事件）和环境因素。自我效能感是社会认知理论的中心，因为它是从外部经验（例如行为因素和环境因素）和自我感知（个人因素）发展而来的，并且在许多行为和个人事件的结果决定方面具有影响力。

根据班杜拉的描述，有四个主要的信息来源会影响个人的自我效能感：积极的掌握经验，替代的（观察的）经验，社会的说服力以及生理和心理状态。其中，积极的掌握经验对自我效能感的影响最大，为自我效能感的发展提供了最有力的贡献。换句话说，如果一个人认为自己以前的经验很成功，那么他对未来类似任务的自我效能感可能会更高。掌握程度是专门针对电子游戏领域提出的，当然也适用于许多体感游戏。与没有任何反馈信息的传统运动环境相比，体感游戏提供了交互功能（例如视觉和听觉的提示）来指导任务的完成。同时，在很多体感游戏中，运动锻炼的难度和动作都可以调整，从而创造了提高该项运动体验的可掌控性。而这在真实的锻炼环境中，尤其是体育锻炼中，通常是很难实现的。此外，体感游戏环境比传统运动环境更受控制，并且消除了可能会增加掌控难度的各种其他外部环境因素。因此不难猜测，与传统运动相比，体感游戏可以通过提高掌握体验来提高人们的自我效能感。

三、抑郁程度

积极心理学研究领域的领军人物、美国心理学家芭芭拉·弗雷德里克森提出了拓展–构建理论，主要用于解释积极情绪对于个体向上发展的作用机制。在这个理论中，积极情绪能够拓展个体注意、认知和行动的范围，促使个体面对情境采取一种非特定行动的倾向。在这种倾向下，个体敢于尝试新方法，发展新策略，产生有独创性的冲动。在积极思考多种可能性的过程中，个体的注意、认知和行动的范围就得到了拓展。积极情绪还能够帮助个体构建持久的身体、智力、心理素质和社会资源，从而给个体带来长远的收益。拓展和构建的功能相互促进，螺旋式上升发展，能够提升个体的幸福感，帮助其实现个人成长。因此，弗雷德里克森预测，积极的情感体验可以让人在压力中分散注意力，可作为预防和治疗抑郁的重要保护因素。积极情绪对抑郁症的作用不仅存在于理论中，实践中也有很多证据支持。Wichers 等人的研究表明，积极情绪可以通过中和遗传性易感抑郁的影响，在抗抑郁能力中起重要作用①。在老年人群中，积极情绪与抑郁之间的负相关关系也已得到实践数据的检验（Anas & Akhouri，2013；Danhauer et al.，2013）。

自我效能感是与抑郁症密切相关的另一个社会心理因素。自我效能感与抑郁症状之间的负相关关系已经被许多不同年龄组的研究证实了，其中就包括老年人群（Davis-Berman，1988；Marino et al.，2008）。自我效能感高的人可以调节自己的机能与行动，并克服困难的任务或负面的生活事件。相反，自我效能感低的人可能会经常感到沮丧，因为他们怀疑自己解决问题的能力，并认为问题实际上困难得多。国内已有研究显示，自我效能感高的儿童对学习充满自信，有信心克服学业中可能遇到的困难，并会付出努力以求成功，因而很少出现抑郁情绪②。而自我效能感低的儿童认为学习的困难难以逾越，常常束手无策，难以完成学习目标，容易产生抑郁的情绪。余乐也发现③，可以根据低龄老年人的一般自我效能感预测其家庭支持和心理健康水平，一般自我效能感越高，其可能获得的家庭支持越多，主观幸福感越高，孤独、抑郁和焦虑感就越少。根据现有文献的结论，积极情绪和自我效能感与抑郁症有着显著的负相关关系。综合这些证据以及前文的一些理论，可以合理地推测体感游戏在降低阈下抑郁症上可能比传统运动具有更好的效果。

第二节　平台作用的实验设计与分析

一、实验设计

为了探讨体感平台在一段干预时间内对缓解老年人阈下抑郁的作用，笔者进行了意向随机对照实验。本次实验被试的年龄范围包括一般定义的老年人

---

① WICHERS M，JACOBS N，DEROM C，et al. Depression：too much negative affect or too little positive affect？ Twin research and human genetics，2012，10（S1）：19 – 20.

② 杨莹婷，王高玲. 社会支持在儿童自我效能感与抑郁之间调节作用. 中国公共卫生，2017（6）：1008 – 1009.

③ 余乐. 低龄老年人一般自我效能感与心理健康：家庭支持的中介作用. 上海：上海师范大学，2017.

（65 岁及以上）以及即将步入老年的成年人（55 ～ 64 岁）。这些老年人在实验前患有阈下抑郁症，测量标准是患者健康调查表（PHQ-9）得分为 5 ～ 14 分。另外，被试没有严重或无法控制的认知障碍（例如痴呆症或帕金森症）、没有智力障碍或某些身体残疾，并且在最近 3 个月内没有服用抗抑郁药或者正在接受其他形式的心理学疗法。这项研究采用了实验组和对照组的设计，实验组为体感游戏，对照组为传统运动。每一组分别由两种相似的运动形式组成，以增加实验的可对比性。

（1）体感游戏组。实验组使用的平台是任天堂 Wii。任天堂 Wii 是体感游戏中最受欢迎的平台之一。该平台将视频游戏转换为锻炼形式，让玩家参与大量的体育运动。Wii 的特性非常适合用来激发老年人运动动机，也有越来越多的研究探究 Wii 在医疗保健领域和老人护理中的作用（Chao et al.，2015；Wollersheim et al.，2010）。本次实验选择了 Wii *Sports* 中的两个体感游戏作为实验组的干预，即 Wii 保龄球和 Wii 高尔夫。选择它们的原因有以下几个：首先，根据美国运动医学学院的建议，老年人最好通过缓慢的运动来维持或增加平衡性与灵活性。这两个 Wii 游戏完全符合上述的老年运动标准。其次，参考过往的研究（Gao & Mandryk，2011；Theng et al.，2012），老年人更喜欢持续时间较短的迷你游戏，并且偏好简单和单一的方向控制。不少文献也建议把例如保龄球和高尔夫之类简单的体育运动作为老年人体感游戏的形式（Gerling et al.，2011；Marcella et al.，2011；Kahlbaugh et al.，2011）。最后，保龄球和高尔夫这两项运动在进行的过程中都是可以调整进度的，因此玩家可以自己决定运动的时间。这些游戏既能减轻安全方面的顾虑，也能平衡老年人的能量消耗和身体活动的限制。本实验所有游戏也都设置为适合老年人的难度水平。图 4 - 1 和图 4 - 2 展示了实验组中两个体感游戏的屏幕截图和现场情况。

（2）传统运动组。为了增强两个平台之间运动形式的可比性，对照组中使用的运动项目与实验组有高度的相似性。但是，考虑到老年人的身体限制和安全问题，保龄球和高尔夫球可能不适合本实验。在这种情况下对照组使用了两个简单的模拟球类运动，即室内保龄球和篮球投篮运动。这两种运动都选择了特殊材质的球类，轻且柔软。在设计上也减小了球的尺寸和重量，以防止对老年人造成伤害。对照组使用正常的保龄球或篮球投篮游戏的规则，要求被试投掷保龄球或进行投篮。图 4 - 3 和图 4 - 4 展示了对照条件下的用球和现场情况。

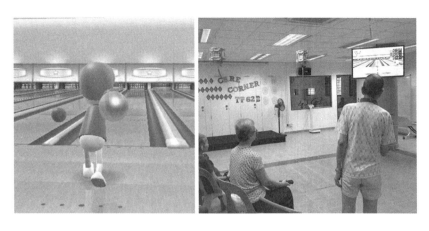

图4-1 Wii 保龄球的游戏截图和现场情况

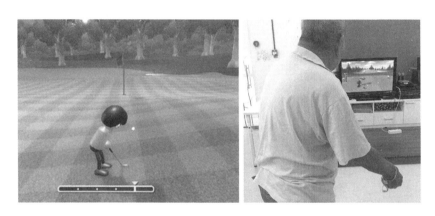

图4-2 Wii 高尔夫球的游戏截图和现场情况

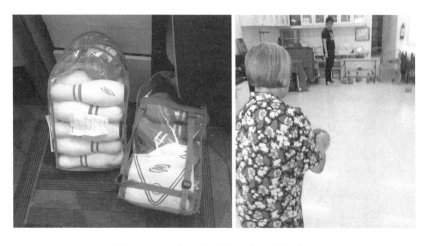

图4-3 室内保龄球的用球和现场情况

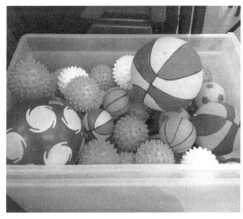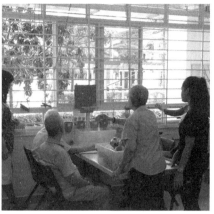

图 4-4　室内投篮的用球和现场情况

二、数据收集

对于满足纳入标准的老年人，在实验前收集了他们基本人口统计数据，包括年龄、性别、受教育程度、生活条件和身体健康状况。而通过调查问卷分别收集了实验前测和后测关于抑郁程度、积极情绪和自我效能感的主要变量。

（1）阈下抑郁。PHQ-9 是精神疾病初级保健评估（PRIME-MD）一种自填的抑郁量表，它是初级保健中广泛使用的诊断筛查工具[1]。除识别普通抑郁症外，PHQ-9 还是检测普通人群阈下抑郁的有效工具。它诊断和评估的有效性和可靠性已经在先前的研究中得到充分证实（Kroenke et al.，2001；Löwe et al.，2004）。更重要的是，PHQ-9 可以显示抑郁随时间的变化情况，以及监测治疗的效果[2]。因此，该量表非常适合本实验。该工具使用李克特四点量表（从 0 "根本没有" 到 3 "几乎每天都有"）来衡量每一个问题。例如 "对做事的兴趣不大？" 还是 "感到失望，沮丧或绝望？"。总分的高低反映了患者抑郁症的严重程度，得分越高表明抑郁症越严重。

---

[1]　SPITZER R L，WILLIAMS J B，KROENKE K，et al. Utility of a new procedure for diagnosing mental disorders in primary care：the PRIME-MD 1 000 study. The journal of the American medical association，1994（272）：1749–1756.

[2]　HUANG F Y，CHUNG H，KROENKE K，et al. Using the patient health questionnaire-9 to measure depression among racially and ethnically diverse primary care patients. Journal of general internal medicine，2006，21（6）：547–552.

（2）积极情绪。正面和负面情绪测试表（PANAS）是最广泛用于测量情绪或情感的量表之一[①]。原始量表包含20个问题，用于评估不同时间段（例如：当前、今天、上周）的正面和负面情绪。该量表具有良好的心理测量特性，在先前的研究中已被证明是有效的情绪测量方法[②]。本实验采用了来自PANAS的10项积极情绪评估方法（PANAS-PA），以评估被试完成运动后所体验的积极情绪。该衡量标准使用李克特五点量表（从1"非常轻微或根本没有"到5"极度"）来测量被试当前的感受，例如"感兴趣"或"兴奋"。总分越高，表示正面情绪的程度越高。

（3）自我效能感。总体自我效能感量表（GSE）是使用最广泛的评价这个属性的量表。GSE最初是由Jerusalem和Schwarzer在1979年开发的，后来进行了修订，它适用于27种语言[③]。该量表在一般人群和临床人群中均显示出较高的内部一致性和重测可靠性（Luszczynska et al.，2005；Scholz et al.，2002）。为了减轻老年人填表的负担，当前的实验采用了简化版的GSE，包括6个问题（GSE-6）。在Romppel等人的研究中，CSE-6已被证实为可靠且有效的量表[④]。该工具使用李克特四点量表（从1"完全不正确"到4"完全正确"）来衡量诸如"如果有人反对我，我可以找到获得我想要的东西的方式和方法"或"我很容易坚持自己的目标并实现自己的目标"。

三、实验结果

实验前，55名被试中有50名被试成功完成了所有的运动，并在实验后进行

---

①　WATSON D，CLARK L A，TELLEGEN A. Development and validation of brief measures of positive and negative affect：the PANAS scales. Journal of personality and social psychology，1988，54（6）：1063 – 1070.

②　CARVALHO H W，ANDREOLI S B，LARA D R，et al. Structural validity and reliability of the positive and negative affect schedule（PANAS）：evidence from a large brazilian community sample. Revista brasileira de psiquiatria，2013，35（2）：169 – 172.

③　SCHWARZER R，JERUSALEM M. Generalized self-efficacy scale. In WEINMAN J，WRIGHT S，JOHNSTON M. Measures in health psychology：a user's portfolio. Causal and control beliefs. Windsor：NFER-NELSON，1995.

④　ROMPPEL M，HERRMANN-LINGEN C，WACHTER R，et al. A short form of the general self-efficacy scale（GSE-6）：development，psychometric properties and validity in an intercultural non-clinical sample and a sample of patients at risk for heart failure. GMS psycho-social-medicine，2013，10（1）.

了所有的测量。他们的平均年龄为72.90岁，大多数被试为女性。25名被试参与了体感游戏，其他25名被试参与了传统运动。相比传动运动，体感游戏中55～64岁的被试更多，而75岁及以上的则更少。独立t检验和卡方检验的结果表明，在两种条件下，人口特征均无显著性差异。因此，这两个组别的被试在年龄、性别、受教育程度、生活条件和身体健康状况方面均没有系统性差异。

实验后主要通过一系列的双因素混合方差分析来进行数据分析，主要揭示了体感平台对社会心理学变量的作用影响。表4-1和表4-2呈现了实验前后因变量的变化。在6周的时间里，运动平台对阈下抑郁有显著影响，$F(1,46) = 14.13$，$p < 0.001$。这种显著的相互作用效应表明，在6周的干预后，阈下抑郁的改善程度在2种条件下存在显著差异。尽管2种平台上的老年人在阈下抑郁方面都有改善，但是可以明显看到体感游戏平台使阈下抑郁减轻的幅度更大。后面的单变量测试和交互作用分析也都证明了体感游戏比传统运动更能降低老年人的阈下抑郁程度。积极情绪是另一种在2个条件下随时间推移表现出显著差异的变量，$F(1,46) = 9.86$，$p = 0.003$。该结果表明，这两种情况（体感游戏与传统运动）会让老年人产生不同程度的积极情绪。然而，两种运动平台在6周内没有对自我效能感产生显著的相互作用，$F(1,46) = 0.22$，$p = 0.643$。因此，与阈下压抑和积极情绪不同，老年人在体感游戏下的自我效能并未比传统运动有更大的提升。也就是说，与传统运动相比，体感游戏不会引起老年人更高的自我效能感。

表4-1　实验前阈下抑郁、积极情绪和自我效能感的描述性统计（$N = 50$）

	1	2	3	信度	总体 （$N = 50$）	体感游戏 （$N = 25$）	传统运动 （$N = 25$）
1. 阈下抑郁 （PHQ-9）	−			0.60	6.64 (2.53)	6.88 (2.47)	6.40 (2.61)
2. 积极情绪 （PANAS）	−0.39**	−		0.75	26.34 (4.78)	26.72 (3.92)	25.96 (5.56)
3. 自我效能 感（GSE）	−0.20	0.35*	−	0.51	14.50 (2.76)	14.60 (2.43)	14.40 (3.10)

注：*数据以平均值（标准差）展示。*$p < 0.05$，**$p < 0.01$，***$p < 0.001$。

表 4 - 2　实验后阈下抑郁、积极情绪和自我效能感的描述性统计（$N = 50$）

	1	2	3	信度	总体（$N = 50$）	体感游戏（$N = 25$）	传统运动（$N = 25$）
1. 阈下抑郁（PHQ-9）	–			0.70	4.08（2.32）	2.88（1.56）	5.28（2.35）
2. 积极情绪（PANAS）	– 0.38**	–		0.85	38.94（5.87）	42.64（4.54）	35.24（4.60）
3. 自我效能感（GSE）	– 0.03	0.14	–	0.65	19.04（3.72）	18.84（1.75）	18.94（2.88）

注：*数据以平均值（标准差）展示。*$p < 0.05$，**$p < 0.01$，***$p < 0.001$。

第三节　作用效果的差异与拓展

虽然体感游戏最初是出于娱乐目的而设计，但现在越来越多的研究将其运用到医疗保健和实践方面。这些研究通常是在社区进行，有时也会在康复中心内实施，以促进人们选择健康的生活方式。通过在体育锻炼中加入视频游戏的交互特征，体感游戏相较传统的运动在吸引力上提升不少。与传统运动相比，体感游戏使老年人变得更活跃，享受运动并乐于保持这种状态。Robinson 等人的研究发现，Wii *Fit* 体感游戏在身体机能改善方面与传统的平衡训练（如双足立定摇摆和抓地）效果相当[1]。因此，该研究建议将体感运动作为多发性硬化症患者平衡和步态训练的有效手段。一项为期 3 个月针对 100 多名退休社区老年人的研究进一步表明：与传统运动相比，网络骑行游戏对认知功能有中等程度的影响[2]。而本章的随机实验主要把体感游戏与传统运动进行对比，分析了

---

[1]　ROBINSON J, DIXON J, MACSWEEN A, et al. The effects of exergaming on balance, gait, technology acceptance and flow experience in people with multiple sclerosis: a randomized controlled trial. BMC sports science, medicine and rehabilitation, 2015, 7 (1): 8.

[2]　ANDERSON-HANLEY C, ARCIERO P J, BRICKMAN A M, et al. Exergaming and older adult cognition: a cluster randomized clinical trial. American journal of preventive medicine, 2012, 42 (2): 109 – 119.

体感平台在六周内对改善老年人阈下抑郁症的效果。总的来说,这项研究的结果证实了体感游戏对老年阈下抑郁的积极影响。该研究还扩展了体感游戏在精神方面的益处,证明了老年人的积极情绪在实验过程中也能得到改善。

一、作用效果的差异

最近的一些研究已将体感游戏用于老年医疗保健领域,并研究了它们在老年人抗抑郁方面的作用(Chao et al.,2015;Wollersheim et al.,2010)。Rosenberg等人进行的一项研究初步支持了体感游戏在12周后对19名社区老年人的阈下抑郁症的短期疗效。但是,这些早期尝试应用了前后实验设计,或是使用了非运动条件作为对照组[①]。本次实验是第一个比较体感游戏和传统运动对患有阈下抑郁症老年人影响的研究。双因素混合方差分析的结果表明,随着时间的推移,相较于传统运动来说,体感游戏具有明显的抗抑郁作用。通过交互作用效果进行的检验显示,尽管传统运动的确能减轻阈下抑郁症,但体感游戏在6周后对缓解老年人的阈下抑郁症具有更强的作用。这种高效的抗抑郁作用可能是因为体感游戏能够激发老年人不同的运动动机,从而在运动表现方面给老年人带来了更加愉快和有趣的体验,而反复的愉快和享受体验可能会对抑郁症状产生积极的影响。

除了减轻抑郁症外,实验也提供了进一步的证据来支撑体感游戏对提高积极情绪的明显优越性,尤其是对患有阈下抑郁症的老年人而言。老年人在体感游戏锻炼后提升的社会心理状态也扩展了先前的研究结果:尽管以前大多数的研究都说明了体感游戏与年轻人情绪改善之间的关系(Biddiss & Irwin,2010;Naugle et al.,2014),但是本章实验的发现进一步证实了体感游戏对老年人的情绪也能产生积极影响。而在体感游戏下观察到的高程度积极情绪,可为解释该组老年人的低抑郁水平提供一个潜在的原因。

老年人的自我效能感在这两种运动平台方面未存在显著差异。有研究证实了自我效能感与新型电子设备之间的关系(Hill et al.,1987;Schreder et al.,

---

① ROSENBERG D, DEPP C A, VAHIA I V, et al. Exergames for subsyndromal depression in older adults: a pilot study of a novel intervention. The Amercian journal of geriatric psychiatry, 2010, 18(3): 221-226.

2013）。Hill 等人发现使用多种技术先进的产品能够增强人们的效能信念[①]。然而，与先前的研究结论不同，本实验没有在体感游戏中发现比传统运动更高的自我效能感。随着年龄的增长，老年人的一些身体机能会发生退化，包括感知能力（如视力和听觉）、运动能力、反应速度和认知能力（Czaja & Lee，2003；Fisk et al.，2004）。这些身体机能的退化让老年人在使用电子设备时可能会遇到一些困难（Artinian et al.，2003；Jimison et al.，2008），体感游戏也不例外，这会影响他们对自我效能的认知。同时，导致非显著影响的另一个原因可能是自我效能感量表中较低的可靠性，这说明需要在老年人中采用其他合适的自我效能测量方法。最后，短暂的干预时间（仅有六周）也是本实验未能发现对自我效能的长期显著影响的一个原因。

二、理论研究的拓展

本章的主要发现对拓展体感游戏领域的理论研究做出了一定的贡献，特别是在运用体感运动治疗抑郁症这一新领域。本章梳理并借鉴了其他领域的相关理论，由此构建起理论框架以探讨运动平台和游戏模式产生的效应。在高度重视应用性的体感游戏领域，许多假设和研究建立在以往经验结论的基础上，对理论构建的研究较少。沉浸理论和社会认知理论等理论的引入和采用，不仅加强了文中实证研究所提出的假设依据，也为今后以社会心理健康为重点的体感游戏研究提供了有用的知识和理论基础。例如，模型构建时采用的心流理论就解释了运动平台与积极情绪之间的理论联系。而后面的实证研究也验证了这种理论关系，即相比传统运动，老年人在体感游戏中获得更多的积极情绪，这可能是因为老年人在体感游戏中体验到了更高程度的"心流感"。这种认知刺激与以往研究中的年轻群体相似（Barry et al.，2016；Vaghetti et al.，2012）。然而，心流理论也提出了形成心流感的若干组成要素，比如集中的注意力和潜在的控制感，不过这些要素并没有在本章的研究中进行全部的测量和分析。因此，未来的研究需要在此基础上对老年人的心流感进行更全面、更详细的探讨。

---

① HILL T，SMITH N D，MANN M F. Role of efficacy expectations in predicting the decision to use advanced technologies：the case of computers. Journal of applied psychology，1987，72（2）：307 – 313.

三、实验设计的讨论

虽然最近的一些研究已经开始着眼于体感游戏和传统运动的抗抑郁效果对比，不过遗憾的是，其没有对运动性质这一干扰变量进行控制。Yu 和 Kim 的研究分别测试了 Xbox Kinect 平台上的冒险游戏（如 *River Rush* 和 *Rally Ball games*）与气功训练对抑郁症的影响，该研究所得到的结果没办法将游戏平台所产生的效应和单纯运动所产生的效应做出区分①。为了削弱因运动性质不同而造成的混杂效应，本章的随机对照实验比较了体感游戏和模拟该游戏的体育锻炼（运动性质相似）的抗抑郁效果。结果表明，与传统运动相比，体感游戏能更有效地改善老年人的阈下抑郁症状，增强积极情绪。尽管干预周期比较短，但从平台与时间的显著交互效应中可以看出，老年人如果长时间进行体感游戏，其阈下抑郁症的改善程度或许更大。体感游戏能对积极情绪和阈下抑郁产生优越的效果，可能是因为它能更好地模拟了该运动体验。在电子游戏技术的加持下，体感游戏能在室内环境创造出比传统运动条件更好的模拟条件，例如虚拟的球道、灯光、记分板等。这些发现有力支持了体感游戏成为社区环境下一种有效的新式锻炼方式。然而，值得注意的是，本研究并没有将体感游戏的实验效果与现实的运动进行比较，而是只对比了在护理服务中心里，经过简化后以满足老年人身体限制和安全需求的运动的作用。举个例子，本研究是将模拟的室内保龄球与 Wii 保龄球游戏进行对比，而非使用保龄球馆里的真实保龄球。这是因为老年人很难拿起沉重的保龄球。在这种特殊的条件下，本研究中体感游戏所呈现的优势效果仅针对模拟运动（如室内保龄球游戏），并非现实环境中的真实运动（如真实的保龄球运动）。

虽然案例的结果并未建议用体感游戏取代所有的传统运动，但医护工作者和政策制定者确实应该关注体感游戏的社会心理效益，并将这种新的游戏技术纳入老年人的保健方案中。现阶段的长者健康护理普遍采用传统的运动方式，而这种锻炼计划往往被认为是乏味和无聊的。据了解，老年人在此类健康计划中通常会缺乏锻炼的动力和毅力（Cameron et al.，2012；Phillips et al.，2004）。

---

① YU J, KIM J. Effects of a physical activity program using exergame with elderly women. Journal of Korean academy of nursing, 2015, 45 (1)：84 - 96.

因此，提供健康服务的人员，比如护理服务中心的管理人员和护理人员，可以考虑采用新的策略，将体感游戏作为一种替代性活动纳入老年人的健康保健计划。这样可以提高老年人锻炼的积极性和依从性，从而减轻甚至避免阈下抑郁症，并使其在社会心理层面保持总体水平的健康。

本章小结

　　本章旨在探讨体感游戏平台的作用，主要对比了体感游戏与传统运动对患有阈下抑郁症老年人的社会心理影响。本章通过体感游戏平台对积极情绪、自我效能感和抑郁程度的影响，构建了体感平台作用的理论体系。然后为了验证理论体系在实践中的应用情况，采用随机对照实验对患有阈下抑郁症的社区护理服务中心的老人进行为期6周的体感游戏（Wii 保龄球和 Wii 高尔夫）或者传统运动（室内保龄和室内投篮）的研究。双因素混合方差分析的结果表明，与传统运动相比，参加体感游戏的被试在干预期间阈下抑郁降低更加明显，积极情绪的提升也更加明显。不过最后没有发现运动平台会显著影响自我效能感的证据。这项研究证明了阈下抑郁老年人可从体感游戏中得到社会心理健康的提升，其结论也为健康专业人员和游戏设计师提供了重要的指导。由于本章已经证实体感游戏比传统运动具有更好的效果，因此有必要采取进一步措施来探讨体感游戏中可能影响抗抑郁作用的潜在因素。在下一章中，我们将探讨其中的一个重要影响因素——游戏模式，其结果更能证明体感游戏作为老年阈下抑郁干预的可能性和有效性。

第五章　同伴模式因素

前一章讨论和验证了有关体感游戏平台对老年阈下抑郁的影响效果。然而，这方面的研究还缺乏足够的深度，如果想要构建一个相对完整的抑郁干预"体感化"体系，还需要进一步探索其他关键的因素。本章的研究重点来源于系统综述中对同伴互动的重要性发现，即体感游戏的同伴模式（单人模式与多人模式）。不同的同伴模式可能会影响玩家在现实生活中的社会心理属性，如社会支持和孤独程度。社会支持和孤独程度是以往文献中常见的抑郁预测变量。因此，体感游戏中的同伴模式可能会通过社会支持和孤独的中介作用影响抑郁程度。本章也是运用"理论－方法－应用"的技术路线，通过过往理论研究（例如社会支持理论）构建出同伴模式的影响路径，再加以探索性的实验研究，在实践中进行验证和佐证。本章的重点在于分析不同的体感游戏模式是否会对老年人产生差异化的抗抑郁效果，以及这一因素产生的机制。

第一节　同伴模式作用的理论构建

在电子游戏研究中，有学者专门探讨了一些可能影响体感游戏效果的因素。这些因素既有硬件方面的，如控制器设计和体感运动平台；也有软件方面的，如游戏类型和虚拟形象设计。其中，Park 等人[1]研究了体感运动的控制器设计是如何影响用户体验和游戏表现的。也有学者对不同的操作平台效应进行专门的研究。例如在 O'Donovan 等人[2]的研究结果中发现，相对于 Wii 平台来说，

---

[1]　PARK T, LEE U, MACKENZIE S, et al. Human factors of speed-based exergame controllers. Toronto: the proceedings of the 32nd Annual ACM Conference on Human Factors in Computing Systems, 2014.

[2]　O'DONOVAN C, HIRSCH E, HOLOHAN E, et al. Energy expended playing Xbox Kinect™ and Wii™ games: a preliminary study comparing single and multiplayer modes. Physiotherapy, 2012, 98 (3): 225 – 227.

Xbox Kinect 的体感游戏会使用户消耗更多的能量。在虚拟形象效果的研究中，Li 等人[1]发现相较于更大体型的虚拟角色，正常体型的虚拟角色可以更好地提升超重儿童的运动动机和游戏表现。Mellecker 和 McManus[2] 则比较了 Gamercize、Kinect *River Rush* 和 XaviX *J-Mat* 三种体感游戏所需的体力活动差异。这些研究都分别探讨了体感游戏中不同的因素对用户的认知态度、游戏表现和身体状况的影响。然而，据目前检索到的文献，没有专门的研究来验证影响体感游戏抗抑郁症效果的因素。笔者在前面的系统综述的分析中曾经提出过一个有关同伴互动的潜在因素，也就是说，与没有同伴交互的情况相比，有同伴交互的游戏能够更好地降低玩家的抑郁水平。

同伴模式是游戏研究中一个非常重要的议题。通过回顾电子游戏的相关文献，其实不难发现，改变玩家互动的一种常见方法是应用不同的游戏模式。在电子游戏历史中，游戏模式通常被分为两种类型：单人模式和多人模式。单人模式是指设计为由单个玩家参与的特定游戏模式，而多人模式是指设计为由两个或多个玩家同时参与的游戏模式。之前有一些研究分析了游戏模式对玩家的动机、表现和游戏体验的影响（Chen et al.，2015；Peng & Hsieh，2012；Smyth，2007），对玩家能量消耗、心率的影响[3]，以及进一步对社会心理的影响（Isbister，2010；Li & Counts，2007）。然而没有研究调查在体感游戏环境下游戏模式对抑郁症的影响。因此本章会阐述游戏模式对抑郁症状和相关社会心理属性的影响，并构建出相关的理论框架和基础。

一、社会支持

社会支持是受游戏模式影响的社会心理变量之一。心理学界对社会支持的

---

① LI B J，LWIN M O，JUNG Y. Wii，myself，and size：the influence of proteus effect and stereotype threat on overweight children's exercise motivation and behavior in exergames. Games for health journal，2014，3（1）：45 – 47.

② MELLECKER R R，MCMANUS A M. Active video games and physical activity recommendations：a comparison of the gamercize stepper，XBOX Kinect and XaviX J-Mat. Journal of science and medicine in sport，2014，17（3）：288 – 292.

③ O'DONOVAN C，HIRSCH E，HOLOHAN E，et al. Energy expended playing Xbox Kinect™ and Wii™ games：a preliminary study comparing single and multiplayer modes. Physiotherapy，2012，98（3）：224 – 229.

研究始于20世纪60年代，是在人们探求生活压力对身心健康影响的背景下产生的。但是直到20世纪70年代，社会支持才首次作为专业概念由John Cassel和Sidney Cobb在精神病学文献中提出。之后，很多著名学者将其作为一门科学进行了广泛深入的探讨和研究。在后来的学术研究中，社会支持的概念被拓展了，广义上，社会支持指人们凭借与他人的关系可获得的资源，它是人们在社交活动交流中重要的奖励之一。有学者把它作为个体对其人际关系密切程度及质量的一种认知评价，是人们适应各种人际环境的重要影响因素。也有学者认为社会支持是个体从社区、社会网络或亲戚朋友处获得的物质或精神帮助。总之，这些观点均认为社会支持是一种在社会环境中促进人类发展的力量或因素。一般而言，社会支持可以分为工具性支持（instrumental support）以及情绪性支持（emotional support）。前者是指实际具体的协助，包括物质上的直接援助和社会网络、团体关系的直接存在和参与，是客观存在的现实；后者为社会心理功用的支持，包括安慰、倾听、理解及交流等。

虽然社会支持并不是一个新的概念，不过在网络时代它已被引入虚拟社交社区中，例如BBS或者在线论坛，甚至是最新的社交媒体。刘丽等人（2019）调查了大学生在网络媒体中获得的社会支持状况，为大学生心理健康教育提供理论依据和对策建议。而王舒瑶（2015）通过对健康信息传播的网络社区中网络成员的关系形态及相互间的社会支持内容进行探讨分析，进一步了解不同社会支持内容所形成的社会网络结构特征及其区别。而在电子游戏研究中，不少学者开始进一步研究多人游戏所带来的社会支持（Trepte et al.，2012；Zhang & Kaufman，2016）。与单人游戏相比，多人游戏中的玩家需要学习和运用社交技能来实现游戏目标。在与他人互动的同时，玩家可以增强他们在虚拟社区中的社交网络和关系。这种现象在专门设计用于合作与互助的游戏中更加明显①。在这些协作游戏中，团队中的玩家需要互相帮助，共同分享成功和失败。这些社交互动增强了队友之间的凝聚力和相互依存的联系（Banks，2012；Isbister，

---

① EWOLDSEN D R，ENO C A，OKDIE B M，et al. Effect of playing violent video games cooperatively or competitively on subsequent cooperative behavior. Cyberpsychology, behavior, and social networking, 2012, 15（5）：277–280.

2010），并促使他们产生强烈的虚拟支持和在线关系①。这些在多人游戏中的虚拟支持和关系可能会影响并扩展玩家在现实生活中的既有关系。Gentile 和Gentile② 发现，玩家可以将在游戏环境中学习和实践的社交技能推广到真实环境中，从而促进其现实中的社交行为，增强其日常生活中的社交支持。Trepte 等人（2012）曾进行过一项大规模研究来检验在线多人游戏中的社交互动影响线下社会支持的理论框架。在他们的研究中，多人游戏可以增强玩家在线互动过程中的社交亲密感和相互熟悉度，以此促进线上桥接型社会资本（彼此感到互相知情和启发）和结合型社会资本（情感支持和理解），而这两种社会资本维度都与线下的社会支持密切相关。上面提供的有关游戏和社会支持的理论框架其实也可以应用于体感游戏中。因此可以推测，多人模式下的体感游戏能产生比单人模式更高的社交支持水平。

二、孤独程度

孤独一般是指人主观感觉处于孤立、分离或与他人分隔的状态③。它也被概念化为实际的社会接触和期望的社会接触之间的不平衡状态④。孤独感是个体封闭的心理状态，长期的孤独感可引发情绪障碍，危及心理健康水平。孤独与人们社会关系的质量和数量都有关系，而且与社会隔离密切相关⑤。因此，频繁的社交互动以及对这些互动的高满意度，能够降低孤独的风险。同样，电子游戏中的游戏模式可能会影响孤独感，多人游戏实际上可以同时通过数字渠道和传统渠道增进队友之间的交流。此外，这种游戏模式可能会使玩家产生共

①　SMYTH J M. Beyond self－selection in video game play：an experimental examination of the consequences of massively multiplayer online role-playing game play. Cyberpsychology & behavior，2017，10（5）：717－721.

②　GENTILE D A，GENTILE J R. Violent video games as exemplary teachers：a conceptual analysis. Journal of youth and adolescence，2008，9（2）：136－139.

③　TOMAKA J，THOMPSON S，PALACIOS R. The relation of social isolation，loneliness，and social support to disease outcomes among the elderly. Journal of aging and health，2006，18（3）：378－381.

④　ERNST J M，CACIOPPO J T. Lonely hearts：psychological perspectives on loneliness. Applied and preventive psychology，1999，8（1）：18－20.

⑤　HEYLEN L. The older, the lonelier? Risk factors for social loneliness in old age. Ageing and society，2010，30（7）：1189－1193.

存感，并使玩家彼此之间的联系更加紧密。因此，共存感以及与他人的联系可以减少玩家的孤独感。Kahlbaugh 等人①专门调查了体感游戏对老年人孤独感的影响。在他们的研究中，有 35 名年龄较大的老年人（平均年龄 82 岁）接受年轻学生的亲自拜访，这些学生陪他们在任天堂 Wii 游戏上打保龄球，每周一小时，一共持续了 10 个星期。结果表明，接受干预后，老年人的孤独感有所减轻。孤独感减轻或许不是由于玩 Wii 本身导致的，而是与学生之间的互动产生的。在一项大型的社会调查研究中，Lee 和 Ishii - Kuntz②指出与他人一起做事可以减轻老年人的孤独感。因此从研究结果上看，与没有任何社交互动的单人游戏相比，多人游戏可能会降低老年人的孤独程度。

三、抑郁程度

在社会老年学文献中，心理学家经常将抑郁症状与社会支持及孤独程度联系在一起。社会支持是人们在面对压力时对自身健康的"保护性"因素。根据社会支持理论，社会支持可以通过他人的支持行动或对可获得支持的信念，来减少压力性生活事件对个体健康的影响③。社会支持的作用也可以理解为缓冲假设④：一个人的社交网络的存在以及社会纽带之间产生的实质性互动，可以缓冲人们在面对负面压力性事件中所受的影响。因此，社会支持的作用是降低压力源和负面事件引发抑郁症的概率。近十几年来，大量的老年研究已经确认了社会支持与老年抑郁症之间的关系（Lee et al.，2012；Su et al.，2012；Verstraten et al.，2005）。考虑到一个人的社交网络在晚年随着时间的流逝而缩

① KAHLBAUGH P, SPERANDIO A, CARLSON A, et al. Effects of playing Wii on well-being in the elderly: physical activity, loneliness, and mood. Activities, adaptation and aging, 2011, 35 (4): 339 - 342.

② LEE G R, ISHII-KUNTZ, K. Social interaction, loneliness, and emotional well-being among the elderly. Research on aging, 1987, 9 (4): 478 - 481.

③ LAKEY B, COHEN S. Social support theory and measurement. In COHEN S, UNDERWOOD L G, GOTTLIEB B H. Social support measurement and intervention: a guide for health and social scientists. New York: Oxford University Press, 2000: 48 - 50.

④ COHEN S, WILLS T A. Stress, social support, and the buffering hypothesis. Psychological bulletin, 1985, 98 (2): 350 - 353.

小①，老年人从社交网络获得的情感支持就会越来越少，这可能会增加其患抑郁症的风险。Barg 等人②发现老年人获得社会支持的程度与抑郁程度相对应。在另一项老年人的研究中，Patil 等人③发现社会支持与抑郁之间存在显著的负相关。

除了社会支持外，孤独感与抑郁症也有紧密的联系。由于缺乏紧密的家庭关系（如独居）以及社交活动的缺失，老年人在晚年生活中普遍感到孤独。孤独的人会表现出更多抑郁的症状，如不快乐、不满意、悲观。根据 Singh 和 Misra④ 的研究，孤独感是抑郁症中最强的一个预测因素。此外，抑郁症的常见症状，如焦虑和悲伤，与孤独症的症状是高度一致的。一项涉及一千多名老年人的大规模研究进一步证实了孤独感与老年抑郁症之间的密切联系⑤。Cacioppo 等人的纵向研究（2006）表明，孤独感是老年抑郁的重要引导因素。除了西方的研究外，在亚洲范围内，一项基于一百多名中国香港老年人的社区研究⑥也证实了孤独感与抑郁之间呈现显著的正相关。考虑到与抑郁症的密切关系，社会支持和孤独感都可能与老年人晚年生活中的阈下抑郁有显著联系。

四、理论模型构建

前面的阐述和证据为同伴模式对抑郁的影响提供了坚实的理论基础。与单人游戏相比，多人游戏可以给玩家们创造更多的社交互动和交流机会，也可以

---

① ANTONUCCI T C. Attachment, social support, and coping with negative life events in mature adulthood. In CUMMINGS E M, GREENE A L, KARRAKER K. Life span developmental psychology: perspectives on stress and coping. Hillside: Erlbaum, 1991: 272 – 274.

② BARG F K, HUSS-ASHMORE R, WITTINK M N, et al. A mixed methods approach to understand depression in older adult. Journal of gerontology series B: psychological sciences and social sciences, 2006, 61 (6): 335 – 337.

③ PATIL B, SHETTY N, SUBRAMANYAM A, et al. Study of perceived and received social support in elderly depressed patients. Journal of geriatric mental health, 2014, 1 (1): 28 – 31.

④ SINGH A, MISRA N. Loneliness, depression and sociability in old age. Industrial psychiatry journal, 2009, 18 (1): 53 – 55.

⑤ AYLAZ R, AKTÜRK Ü, ERCI B, et al. Relationship between depression and loneliness in elderly and examination of influential factors. Archives of Gerontology and geriatrics, 2012, 55 (3): 548 – 550.

⑥ CHI I, CHOU K. Social support and depression among elderly Chinese people in Hong Kong. International journal of aging and human development, 2001, 52 (3): 249 – 252.

加强队友之间的相互依赖关系，培养强烈的虚拟支持感和联系感。而这种支持感和联系感可以增加玩家的社会支持，从而减轻玩家现实生活中的孤独感。社会支持和孤独通常被认为是造成老年人抑郁的主要社会心理因素。因此，笔者有理由认为，多人游戏能使老年人感受到比单人游戏更高的社会支持和更低的孤独感，从而能够减轻老年人的抑郁程度。基于这些证据，本章将建立体感游戏同伴模式影响老年阈下抑郁症的概念模型。在该模型中，社会支持和孤独感都在游戏模式与抑郁症的关系中发挥调节作用。图5-1是本文使用的理论模型，而这个理论模型也为本章后面的实证研究指引了方向。

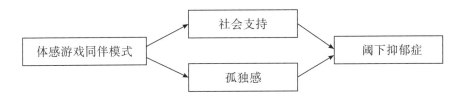

图5-1　体感游戏同伴模式影响老年阈下抑郁症的理论模型

第二节　同伴模式作用的实证分析

本章将重点探讨体感游戏同伴模式对老年阈下抑郁症的影响，以对照的方式来对比两种游戏模式——单人游戏模式和多人游戏模式的效果差异。根据现有的文献，多人游戏模式被进一步分为协作模式和竞争模式（Deutsch，1949A；1949B）。与具有共同目标的协作模式不同，具有个人目标的竞争模式会使玩家因失败产生焦虑和恐惧[①]。在竞争模式中产生的这些负面情绪可能会导致玩家出现抑郁症状。由于本研究验证的是体感游戏对阈下抑郁的治疗效果，因此在多人游戏中只采用协作模式。

---

① WU Z, LI J, THENG Y L. Examining the influencing factors of exercise intention among older adults: a controlled study between exergame and traditional exercise. Cyberpsychology, behavior, and social networking, 2015, 18 (9): 523-525.

一、实验设计

　　本次随机对照实验的被试的纳入标准与第4章的情况高度相似。一般而言，年龄在55岁及以上，在筛选过程中PHQ-9评分为5～14分的老年人会被纳入研究。考虑到干预措施都是体感游戏，本次实验的被试对体感游戏系统的体验都很少（操作少于8个小时），甚至没有体验过。被试应无严重的认知障碍、智力障碍和身体缺陷，并在过去3个月内未接受过抗抑郁药物治疗。本次实验一共招募了88名社区老年人。经过筛选，有20名老年人被确定为非抑郁症患者（PHQ-9评分为0～4分），8名老年人被确定为严重抑郁症患者（PHQ-9评分15分及以上），均被排除在外，还有2名被试因为身体状况不佳或有认知障碍也被排除了。剩下的58名被试达到了标准，并参与了最终的实验。被试在实验前的抑郁均值为6.63（方差为2.42），数值服从正态分布。被试被随机分配到两个实验组并进行为期6周的体感游戏干预。

　　本次随机对照实验设置了两种不同的游戏模式，即单人模式和多人模式。所使用的体感游戏是任天堂Wii的网球游戏，原因有二：第一，网球的运动强度较小，符合老年人的安全标准；第二，网球游戏有单人和多人两种模式，可以保证对比实验在同等条件下进行比较。在单人模式下，被试组成一个约15人的小组，轮流与游戏里的一名虚拟玩家单独进行比赛。一个小组每次干预的总时长是3小时。图5-2为Wii网球游戏中的单人模式场景。在多人模式下，被试两两组队合作，在游戏中与2名虚拟玩家进行比赛，在一次干预中共有7～8对被试进行游戏。为了控制时间变量，多人模式下每次干预的总时长为1.5小时。图5-3为Wii网球游戏中的多人模式场景。两种游戏模式下的被试需要每周进行1次相应的体感游戏干预，一共持续6周。

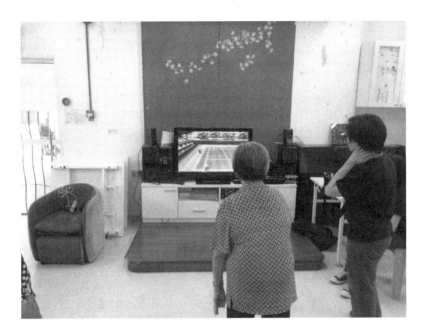

图 5 – 2　Wii 网球游戏单人模式场景

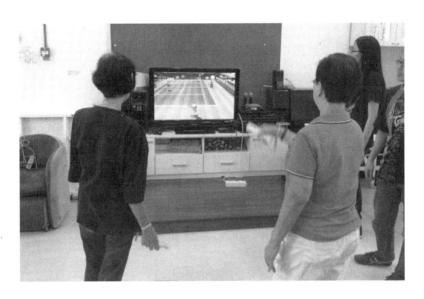

图 5 – 3　Wii 网球游戏多人模式场景

二、数据收集

实验前会收集被试的基本信息，包括年龄、性别、受教育程度、生活条件和身体健康状况，同时笔者也对关键变量"阈下抑郁"进行了前测和后测。另外，体感游戏模式的效应可能与社会变量相关，即之前文献中确定的社会支持和孤独感。为了深入了解体感游戏模式对阈下抑郁的影响，笔者在干预前后进行了社会支持和孤独感的测量。以下为问卷中各个变量的具体描述和测量方法：

（1）阈下抑郁。与第四章采用相同的抑郁量表，即患者健康问卷抑郁量表（PHQ-9）。如前面章节所述，该问卷被广泛应用于抑郁症的测量，具有较高的效度和信度（Huang et al., 2006；Kroenke et al., 2001；Martin et al., 2006）。PHQ-9得分越高，说明抑郁症越严重。

（2）社会支持。社会支持通过柏林社会支持量表（BSSS）来测量 ①。BSSS最初是为癌症患者及其伴侣开发的，后来广泛适用于不同的临床和健康人群。该量表的有效性已在过往几项研究中得到证实（Schulz & Schwarzer, 2003；2004）。BSSS的分量表包含8个项目，用于评估社会支持的情感支持和工具支持。在李克特四点量表上，被试需要回答在多大程度上赞同类似"我认识一些可以永远依赖的人"这样的描述。被试的分数越高，说明其社会支持的感知水平越高。

（3）孤独感。孤独感采用美国加州大学洛杉矶分校的孤独感量表②来评估被试的孤独感程度。该量表通常用于测量一般人群，包括老年人。该量表提供了一个完整的孤独感测量，可同时测量情感和社会孤独两个维度③。鉴于最初的20项量表太复杂，Hays 和 Dimatteo④ 提出了简化版的孤独感量表 ULS-8。ULS-8 由 8 个问题组成，是探索性因子分析之后的结果。该量表具有较高的内

---

① SCHULZ U, SCHWARZER R. Soziale unterstützung bei der krankheitsbewältigung：die berliner social support skalen（BSSS）. Diagnostica, 2003（49）：77-81.

② RUSSELL D W. UCLA loneliness scale（version 3）：reliability, validity, and factor structure. Journal of personality assessment, 1996（66）：35-38.

③ ADAMS K B, SANDERS S, AUTH E A. Loneliness and depression in independently living retirement communities：risk and resilience factors. Journal of aging and mental health, 2004（8）：475-485.

④ HAYS R D, DIMATTEO M R. A short-form measure of loneliness. Journal of personality assessment, 1981, 51（1）：69-81.

部一致性，与原始量表及其他相关测量具有较高的相关性①。简化版的 ULS – 8 量表适用于老年的被试。该量表采用李克特四点量表，数值范围从"从不"到"总是"。ULS – 8 的总分在 8 ～ 32 分之间。虽然没有明确的临界数值来划分孤独程度，但被试在这个量表上的得分越高，表明其孤独感越强烈。

三、实验结果

纳入被试的平均年龄为 72.12 岁，其中有 19 位男性，39 位女性。在对人口统计学特征和实验前的社会心理关键变量进行描述性分析时发现，这两组被试在两个年龄段中，即 55 ～ 64 岁、65 岁及以上所含人数均相同。t 检验和卡方检验的结果表明，除了感知行动水平以外，两种条件下的被试在人口统计学特征、身体和认知状况方面没有显著性差异。此外，在实验前两组被试的抑郁程度、社会支持和孤独感并无显著的组间差异。因此，单人模式和多人模式的被试在人口统计学特征、身体和认知状况方面基本可以被认为是平等的。

（一）分析方法

本节将采用通径分析方法（path analysis）对上述的概念模型进行检验。通径分析是结构方程模型（structural equation modelling，SEM）中最常用的方法之一。结构方程模型是一类统计方法的集合，其目的是构建并测试理论模型，它可以评估观测变量和潜在变量之间的关系。在通径分析中，首先评估的是拟合优度，然后评估通径系数。通径系数，也称为标准化回归系数，决定了外生变量（自变量）对内生变量（因变量）的影响。结构方程式模型对样本量没有严格的标准。一般情况下，建议被试的数量应多于 200 名。然而，样本量还要取决于模型的复杂性和其他因素，如数据的正态分布情况或缺失情况。近来的一些模拟研究表明，在一些情况下小样本量也是足够的。例如 Wolf 等人（2013）认为，一个简单的验证性因素分析的

---

① HAYS R D, DIMATTEO M R. A short-form measure of loneliness. Journal of personality Assessment, 1987, 51（1）: 69 – 81.

样本量可以低至 30 个。Sideridis 等人[①]发现，对于包含 4 个潜在变量的模型，样本量为 50 ~ 70 就足够了。由于通径分析不涉及潜在变量，因此所需的样本量要求甚至可能低于一般的结构方程模型分析。因此，虽然本实验的样本量相对较小，但对于仅涉及 4 个观测变量的简单概念模型而言，是在可接受的合理范围之内。

不同于横截面研究中常用的结构方程式模型分析，本研究的概念模型涉及 1 个外生的定类变量——游戏模式。Bollen（1989）阐明了定类外生变量并不违反多元正态性的假设，而多元正态性是常用的最大似然估计法的基础。MacCallum 和 Austin[②]进一步指出，可以使用结构方程模型来构建实验的自变量（如二分变量）与其他变量（包括协变量、中介变量和自变量）之间的关系。

（二）模型拟合度

在通径分析中，先通过多重拟合来评估拟合优度，包括卡方检验（χ^2）、比较拟合指数（CFI）、近似均方根误差（RMSEA）和标准化均方根残差（SRMR）。卡方检验是最基本的拟合统计指数，用于比较观测方差 - 协方差矩阵与预测方差 - 协方差矩阵[③]。在理论上它的范围为 0（完全拟合）至 $+\infty$(拟合不佳)，如果不显著，那么说明有良好的拟合度。然而，卡方检验的显著值并不一定表明模型拟合较差，因为该检验对样本量非常敏感[④]。为了减少样本量的影响，笔者计算了标准卡方（χ^2/df）的比率。Schermelleh - Engel，Moosbrugger 和 Müller[⑤]表示，当该比率的值是 2 或更小

① SIDERIDIS G, SIMOS P, PAPANICOLAOU A, et al. Using structural equation modeling to assess functional connectivity in the brain power and sample size considerations. Educational and psychological measurement, 2014, 74 (5): 751 – 754.

② MACCALLUM R C, AUSTIN J T. Applications of structural equation modeling in psychological research. Annual review of psychology, 2000 (51): 222 – 225.

③ BENTLER P M. EQS 6 structural equation manual. Encino, CA: Multivariate Software, Inc. 2004.

④ GERBING D W, ANDERSON J C. Monte carlo evaluations of goodness of fit indices for structural equation models. Sociological methods & research, 1992, 21 (2): 155 – 157.

⑤ SCHERMELLEH-ENGEL K, MOOSBRUGGER H, MÜLLER H. Evaluating the fit of structural equation models: tests of significance and descriptive goodness-of-fit measures. Methods of psychological research, 2003, 8 (2): 69 – 72.

时，说明有良好的拟合度；当该比率的值为 3 时，说明尚可接受。因此只要标准卡方的比率小于 3 就符合要求。RMSEA 计算标准残差相关系数的大小，理论上其范围是从 0（完全拟合）到 1（拟合不佳）。它的值小于或等于 0.05 为良好，0.05 ~ 0.08 为合格。CFI 则是评估被测模型是否优于用显式协方差矩阵建立的替代模型[①]。CFI 值在 0 ~ 1 之间，数值越高表示模型的适配度越好。当 CFI 值为 0.97 时，说明该模型的拟合度优于独立模型。如果 CFI 值是 0.95，则该拟合度是可接受的。SRMR 是观测到的和假设的协方差矩阵之间的标准残差平均值的指数[②]。当数值小于 0.05 时，可以认为拟合度良好。

（三）通径分析结论

鉴于两种体感游戏同伴模式下被试的身体机能和运动水平存在显著差异，因此将其作为控制变量输入通径分析模型，结果显示模型的拟合较差。基于对修正指数的考察与建议，笔者增加了从社会支持到孤独感的通径，修正后的最终模型与数据拟合良好。表 5 - 1 给出了拟合优度指标和模型拟合结果。确定最终模型后，笔者进行通径系数的评估和假设的检验。图 5 - 4 为最终模型的通径分析结果。在假设的检验中，观察到实验前同伴模式对老年人的孤独感有显著的负面影响（$\beta = -0.33$，$SE = 0.12$，$p < 0.01$），同伴模式对社会支持的影响不存在显著性（$\beta = 0.05$，$SE = 0.14$，$p = 0.737$）。因此，与单人模式相比，多人模式可以使老年人的孤独感有所降低，但在社会支持方面却没有类似的影响。孤独感对老年人的阈下抑郁也有很强的显著预测作用（$\beta = 0.64$，$SE = 0.09$，$p < 0.001$）。在该模型中，阈下抑郁并未受到社会支持的显著影响（$\beta = -0.18$，$SE = 0.10$，$p = 0.090$）。

① HU L, BENTLER P M. Cutoff criteria for fit indexes in covariance structure analysis： conventional criteria versus new alternatives. Structural equation modeling, 1990（6）：47 - 50.

② CHEN F F. Sensitivity of goodness of fit indexes to lack of measurement invariance. Structural equation modeling： a multidisciplinary journal, 2007, 14（3）：499 - 502.

表5-1　拟合优度指标和模型拟合结果

	χ^2	df	p	χ^2/df	CFI	$RMSEA$	$SRMR$
建议指标数值	N/A	N/A	>0.05	<2.0	>0.97	<0.050	<0.050
初始模型	7.563	2	0.0228	3.781	0.875	0.231	0.092
最终模型	0.110	1	0.7403	0.110	1.000	<0.001	0.006

注：df 为自由度。

　　模型检验的结果表明，同伴模式通过孤独感影响了阈下抑郁，但社会支持的中介作用并未得到支持。分析发现，模型中还存在一条从社会支持到孤独感的重要通径（$\beta = -0.35$，$SE = 0.12$，$p = 0.003$）。这说明了在体感游戏期间，社交支持对孤独感有潜在的影响。在实验后测中，阈下抑郁的 R^2 值较大，达到了 0.52。这一结果表明，上述所有独立变量和中介变量可以解释阈下抑郁约 52% 的方差变异。总体而言，通径分析的结果支持了最终的模型，在 5 个通径系数中，有 3 个具有统计上的显著意义（见图 5-4）。

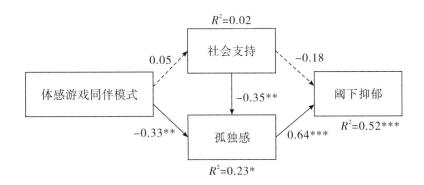

图5-4　最终模型的通径分析结果

注：通径系数是标准化系数；实线表示显著的通径，其中 $*p<0.05$，$**p<0.01$，$***p<0.001$；虚线表示 $p>0.05$ 的非显著通径。

第三节　同伴模式作用的影响机制延伸讨论

在过去的几十年里，游戏同伴模式已经成为游戏研究的一个重要课题。本研究将同伴模式的讨论从游戏体验扩展到心理健康的改善，还将其引入体感游戏这个新领域中。通过组间对照实验对比了单人模式与多人模式的潜在区别，探讨了同伴模式对老年人阈下抑郁的影响。更重要的是，本章的结论能够启发研究者对体感游戏的游戏模式和抑郁程度之间关系的潜在因素的探索。总的来说，本研究的通径分析支持了所提出的理论模型，其中模型拟合性好，因变量的 R^2 值高，这些都能证实最终模型的可靠性。在这个模型中，同伴模式对老年阈下抑郁有间接的影响，这种影响是借助孤独感的中介效应实现的。因此，与单人游戏相比，玩多人游戏的老年人孤独感更低，阈下抑郁的改善效果也更明显。本实验所发现的显著中介效应进一步深化了体感游戏在社会心理效应方面的研究。此前不少学者的研究已经表明，运动可以帮助减轻孤独感和抑郁症状（Kahlbaugh et al.，2011；Rosenberg et al.，2010），而本书在此基础之上进一步拓展了研究结果，发现了同伴模式的影响机制，并得出了"多人模式在改善老年人的孤独感和阈下抑郁方面的效果优于单人模式"的结论。

一、同伴模式的影响机制

多人游戏通过促进玩家在虚拟游戏和现实条件下进行人际互动，从而降低了社会孤立感和孤独的风险（Mueller et al.，2003；Staiano & Calvert，2011）。在一篇文献综述中，Brox 等人[①]曾经强调，要让老年人参与到多人游戏中，这样可以增加他们的互动行为，以此避免产生阈下抑郁。而本章的随机对照实验恰好为前人的研究假设提供了重要支撑，并证实了同伴模式对老年人的孤独感和阈下抑郁具有很强的影响作用。不过，与预期不同的是，本章的实验没有验证社会支持的中介作用。尽管多人游戏增加了玩家之间的社会性互动，但比起

---

① BROX E，LUQUE L F，EVERTEEN G J，et al. Exergames for elderly：social exergames to persuade seniors to increase physical activity. Dublin：the 5th International Conference on Pervasive Computing Technologies for Healthcare（PervasiveHealth），2011.

单人模式来说，它对社会支持的影响并不大。社会支持是指从他人那里获得的各种类型的支持和帮助，通常包括情感性支持和工具性支持两大类（Langford et al.，1997；Wills，1985）。结合体感游戏的具体场景思考，游戏模式的确不太可能影响到工具性支持。换句话说，与单人模式相比，多人模式并没有给玩家在日常生活中提供更多有形的实质帮助。此外，在仅仅六周的时间内，多人游戏环境所产生的社会联系和交流毕竟是临时且短期的，因此可能无法保证实际生活中情感支持的增加。因此，本书的结果还需要进一步的调查，才能厘清社会支持和体感游戏之间不明确的联系。

值得注意的是，本书的最终模型支持了社会支持对孤独感的影响，说明社会支持很可能通过孤独感对阈下抑郁产生间接影响。尽管社会支持不受游戏模式的影响，但它可能受到其他外部因素的影响，在同伴模式对阈下抑郁的影响中发挥着重要作用。这潜在说明了社会支持或许对同伴模式与阈下抑郁之间的关系具有调节作用，但这个假设仍需进一步检验。此外，本书的中提出的模型仅涉及两个可能的中介变量，因此不足以全面地描绘同伴模式对老年阈下抑郁的影响。未来的研究可以探索更多相关的中间变量，以了解影响因素之间复杂而交织的关联。

游戏模式效应的检验为体感游戏的研究提供了重要的研究方向和理论启发。过往大多数的游戏研究只探讨了同伴模式对行为和感知的影响，而且这些研究都没有在体感游戏的场景下进行。本书的研究则将其拓展到心理领域，检测了它与心理健康改善的可能联系。这些主要的发现为今后在更大范围内探讨游戏模式因素对心理健康的影响提供了坚实的理论依据。老年人在晚年往往患有其他精神疾病，这些疾病的症状体征与抑郁症类似，如焦虑症和阿尔茨海默病。那么，游戏模式是否对这些精神障碍也存在类似的影响呢？这种影响是否也遵循研究中提出的影响机制呢？这些问题都非常值得研究者未来在该领域进行深入的探究。

二、多人模式的实践意义

本章主要聚焦了游戏的单人模式和多人模式的实验效果差异，认为同伴模式对体感游戏的抗抑郁作用有重要影响。具体地说，与单人模式相比，多人模式能更好地降低老年人的阈下抑郁程度和减轻老年人的孤独感。由于身体残疾或社会关系减弱等与衰老相伴而生的改变，老年人经常面临社会孤立的问题①。缺乏必要的社会互动是导致老年人晚年抑郁的主要原因。本章的主要结果证明了多人互动模式下的体感游戏可以减轻老年人的孤独感，从而进一步改善阈下抑郁。有几项游戏研究强调了鼓励老年人参与多玩家模式的必要性（Brox et al.，2011；Planinc et al.，2013）。Heylen② 指出，在游戏中，老年人的沟通交流和社交互动会有所增加，而这种改变也延展到日常生活中，比如跟家人或朋友谈论自己的游戏体验。Schutter 和 Abeele③ 对 10 名比利时老年人进行了一项参与性设计研究，其结果表明老年人在数字游戏设计过程中更偏好多人游戏。多人游戏增加了老年人的社会性互动，使他们感觉到自己与社会保持着联系。这些研究发现都强调了在医疗保健实践中为老年人设计多人体感游戏的重要性。为了达到社会心理效应的最大化，面对老年群体开发的体感游戏应该多鼓励多人模式的设计方案，并且加入更多增强社会互动和社会支持的元素。

在多人游戏中，协作模式和竞争模式这两个截然不同的模式也值得进一步的探讨。考虑到竞争模式可能引发消极情绪，即对失败的恐惧和焦虑④，本章的随机对照实验只采用了协作模式下的多人游戏作为干预方法。因此，本研究所得到的结论，即多人协作模式比单人模式具有更好的抗抑郁效果，可能存在一定的局限性。不过，相关文献已经探讨了以上两种多人模式所产生的社会心理影响（Kort & Ijsselsteijn，2008；Peng & Hsieh，2012；Wu，2012）。与竞争模式不同，协同模式中的共同目标可能促进玩家之间产生更多的交流和互动。但这并不意味着以促进心理健康为目的的体感游戏就应该完全避免竞争性因素。Malhotra⑤ 强调竞争可以激发玩家在游戏中的积极性和良好表现。因此，理论上是可以在游戏中设计竞争模式来提高玩家的协作技能的，但考虑到体感游戏干预的最终目的是治疗抑郁，我们应该谨慎设置竞争性因素，以免加剧抑郁程度或引发其他负面情绪。

---

① DEAN A, KOLODY B, WOOD P, et al. The influence of living alone on depression in elderly persons. Journal of aging and health, 1992, 4 (1): 15 – 18.

② HEYLEN L. The older, the lonelier? Risk factors for social loneliness in old age. Ageing and society, 2010, 30 (7): 1192 – 1195.

③ SCHUTTER B D, ABEELE V V. Meaningful play in elderly life. Montreal: the International Communication Association, 2008.

④ WU Z. Determinants for elderly exercise intentions: a comparative study between exergame and traditional exercise. Singapore: Nanyang Technological University, 2012.

⑤ MALHOTRA D. The desire to win: the effects of competitive arousal on motivation and behavior. Organizational behavior and human decision processes, 2010, 111 (2): 141 – 144.

本章小结

本章主要构建和验证体感游戏的游戏模式因素对老年阈下抑郁及其相关社会心理的影响机制。游戏模式是游戏研究的一个重要课题，在之前的研究中，学者只考察了游戏模式对动机和表现的影响，而本章将讨论范围扩展到了体感游戏背景下的心理健康改善，这也为游戏模式和阈下抑郁之间可能存在的因果联系提供了更多的支持和解释，并为优化老年人体感游戏的抗抑郁效果开辟了全新的讨论空间。单人模式和多人模式的组间对照实验结果显示，多人游戏可以通过影响孤独感来减轻阈下抑郁症状。虽然研究并未发现社会支持是显著的中介因素，但它可能作为调节因素来影响阈下抑郁。

这些主要的发现为未来的研究在更大范围内探讨游戏模式因素对老年心理健康的作用提供了坚实的理论基础和实践依据。在医疗保健实践中，面对老年群体开发的体感游戏应该鼓励多人模式的设计方案，以此达到社会心理效应的最大化。另外也应该加入更多增强社会互动和社会支持的设计元素，但对于竞争性因素的设置需要非常谨慎。

第六章 代际互动因素

前文探讨了体感游戏在老年群体中抗抑郁的干预效果，以及平台作用和游戏模式的影响机制。但是如果把体感游戏作为老年人长期的康乐项目来实施，肯定存在更多的社会性影响因素。例如，近期的老年医学研究评估了老年人中与年龄相关的差异，例如 55 ～ 64 岁老年群体与 65 岁以上老年群体的差异，这些由于年龄导致的差异可能影响社会联系和游戏互动水平。同时，不少游戏研究也发现代际互动是影响老年人玩数字游戏的一个重要动机，这也暗示着代际互动可能会影响体感游戏改善老年人抑郁的效果。因此，本章探讨了体感化干预中代际互动差异对老年人心理健康的影响，并构建和完善其中涵盖的理论模型体系。在实践应用部分，本章通过两个混合准实验法分析了不同类型的代际沟通方式和年龄层级对体感游戏产生效应的差异，具体包括社会焦虑、社交能力、孤独感、积极情绪和消极情绪等与抑郁直接相关的变量。这些发现对如何促进老年人之间的社会互动提供了更多的实证依据，从而为新科技条件下积极老龄化的研究提供更多前瞻性的建议。

第一节 代际互动作用的理论构建

在对已有文献的系统综述中，有一个重要因素经常反复被强调——年龄。年龄其实是一个需要进一步探索的影响因素。这里的年龄影响包含两种情况：一是在游戏中老年人与其他年龄段的人群之间交流后产生的区别，可以称为"代际沟通"因素；二是老年群体中，较年长的群体与较年轻的群体之间产生的区别，可以称为"年龄层级"因素。

一、代际沟通

在进一步阐述老年人与不同年龄段人群共同参与体感游戏时可能会产生的对社会心理健康的影响之前,需要引入社会认同理论。社会认同理论(Social Identity Theory)是心理学家亨利·塔菲尔(Henri Tajfel)在二十世纪七八十年代提出的概念,意指个体关于自己归属某个社会群体的知识以及因其群体成员身份而拥有的情感和价值意义,可以简单理解为个体认识到其属于特定的社会群体,同时也认识到作为群体成员的情感和价值意义。社会认同理论的核心观点认为,社会认同主要来自群体成员身份或资格,人们努力追求或保持一种积极的社会认同,以此来增强他们的自尊,而且这种积极的社会认同主要来自群体内部及相关群体之间进行的有利比较。如果没有获得满意的社会认同,人们就会试图离开他们所属的群体或想办法实现积极的区分。社会认同理论强调,社会认同是由类化、认同、比较建立的。其中,类化是指个体会通过对大量的环境刺激的组织和分类,简化知觉以适应社会现实。认同是指个体会利用某社会群体的成员身份资格来建立自己的社会身份,将符合该群体的特征赋予自我。比较即个体在对自我进行评价时,会在潜意识中与其他社会类别群体进行比较。

由于社会认同是自我形象和自尊的重要来源,人们往往认为自己的社会群体地位较高,从而对其他群体的人持有偏见和歧视,这种偏见可能会影响自身与其他年龄组人群的沟通和互动[1]。社会认同理论也可以推广到研究老年人对其他群体感知的理论构建中。国内学者黄子炎[2]从社会认同理论的角度进行研究,发现随迁老人在融入社会时出现的与他人的沟通问题,主要是由自身心理出现障碍或生理状况不佳导致的。此外,刻板印象的概念也可以充分解释代际观念产生的影响。人们会将其他人按照刻板印象划分成不同的群体,但这是对某些群体的过度泛化产生的结果[3]。人们通常会对老年群体产生某些消极的刻板印象,例如思维迟钝、经常抑郁和喜欢抱怨等。国内的研究通过内容分析和深入访谈等也证实了媒体报道中经常出现老化与衰弱的老年人形象,对农村老

① TAJFEL H. Social identity and intergroup relations. Cambridge:Cambridge University Press,2010.

② 黄子炎. 社会认同视角下随迁老人社会融入问题研究. 才智,2020(2):240-241.

③ CARDWELL M. Dictionary of psychology. Chicago IL:Fitzroy Dearborn,1996.

年人和老年女性存在更多的老年歧视①。这些都可能导致老年群体与其他年龄群体之间产生沟通的障碍和问题（Hummert，1994）。

上述研究的结论主要为老年人与青年群体之间的代际观念问题提供了佐证。在日常生活中，许多老年人有一种感觉，当他们与年轻人交流时，他们会感受到年轻人对他们的偏见和歧视②；一些年轻人也会抱怨他们与老一辈人沟通时存在的问题和不满③；这种负面的代际观念和交流方式在东西方文化中都有发现④。尽管如此，另一些研究表明，如果老年人和年轻人有共同的目标，一起合作，可以改善他们之间的交流⑤。值得强调的是，体感游戏作为一种社交化的活动，可以缩小老年人和年轻人之间的代际差距，促进两个年龄组群体之间的交流和了解⑥。Chua 等人的研究发现，参与体感游戏可以减轻代际焦虑，同时也可以改变对其他年龄组群体的态度⑦。

一方面，由于体感游戏的参与者会对另一个年龄群体存在一定的负面认知，老年人在与年轻群体（如 12～17 岁青年人）共同参与体感游戏时可能会产生更大的社会焦虑。此外，如果参与体感游戏过程中发生的令人不太满意的代际沟通障碍，甚至产生一定的交流问题，这就会阻碍老年人进一步参与社会互动，也有可能会降低他们的自信心，增加他们的孤独感。另一方面，体感游戏为老年人提供了一个与年轻人合作的机会，他们有一个共同的目标，那就是在体感游戏中获得良好的表现。在这种情况下，老年人在与青年人共同参与体感游戏时会产生积极的社会交往和社会幸福感。总体来说，与同龄人或其他年龄段的

---

① 薄雯雯. 中国老年人媒介形象研究：以@梨视频为例. 北京：北京外国语大学，2019.

② GILES H, GASIOREK J. Intergenerational communication practices. In SCHAIE K W, WILLIS S L. Handbook of the psychology of aging. US：Elsevier Science, 2010：233－248.

③ HARWOOD J, GILES H, FOX S, et al. Patronizing young and elderly adults：response strategies in a community setting. Journal of applied communication research, 1993, 21（3）：211－226.

④ GILES H, BALLARD D, MCCANN R M. Perceptions of intergenerational communication across cultures：an Italian case. Perceptual and motor skills, 2002, 95（2）：583－591.

⑤ PETTIGREW T F. Intergroup contact theory. Annual review of psychology, 1998, 49（1）：65－85.

⑥ THENG Y L, CHUA P H, PHAM T P. Wii as entertainment and socialisation aids for mental and social health of the elderly. Austin：the CHI'12 extended abstracts on human factors in computing systems, 2012.

⑦ CHUA P-H, JUNG Y, LWIN M O, et al. Let's play together：effects of video-game play on intergenerational perceptions among youth and elderly participants. Computers in human behavior, 2013, 29（6）：2303－2311.

人一起参与体感游戏时，老年人因玩体感游戏而产生的心理健康影响其实并不是很清楚，因此需要深入的实证研究来验证。

二、年龄层级

在研究老年人与体感游戏的文献中，大部分都没有对老年人群体进行区分。如果仅仅将老年人的年龄界定为 60 岁或 65 岁以上，这样可能有点武断，并不能适合不同的研究场景①。专业的老年学研究者通常会根据老年人的年龄差异，进一步将他们分成两组，即 60 ～ 74 岁"较为年轻"的老年人（以下称为"年轻老年人"）和 75 岁及以上"较为年长"的老年人（以下称为"年长老年人"）。Garfein 和 Herzog 特别发现，在过去 3 年中，年轻老年人的健康和视力情况往往比年长老年人要好，发生的重大负面事件的概率也相对较少②。Wands 也发现，与普通老年人相比，年轻老年人的智力水平和认知能力更高③。Neugarten 指出，年轻老年人相对更加健康和富裕，同时也更加积极参与社区和当地的政治活动④。因此，从身体健康、能力水平以及社会参与角度上看，年轻老年人的状态与年长老年人相差非常大。

此外，社会联系和互动的水平可能会随着年龄的不同而产生差异。之前的研究表明，老年人的社会交往率会随着年龄的增长呈下降趋势。不少社会科学领域的理论进一步解释和阐述这种变化及带来的影响。例如，在 20 世纪初率先发展起来的活动理论（Activity Theory），是一种通过研究行为的社会背景和人们从事活动时社会压力的动机来理解人类行为的一种方法。这个理论表明社会交往的下降趋势往往受移动能力和健康状况的影响⑤。因此从活动理论中不难

①　NEUGARTEN B L. Age groups in American society and the rise of the young-old. The ANNALS of the American academy of political and social science, 1974, 415 (1)：187 – 198.

②　GARFEIN A J, HERZOG A R. Robust aging among the young-old, old-old, and oldest-old. The Journals of gerontology series B：psychological sciences and social sciences, 1995, 50 (2)：77 – 87.

③　WANDS K A. Differences between the old-old and the young-old on measures of intelligence and capability. Nebraska：The University of Nebraska, 1996.

④　NEUGARTEN B L. Age groups in American society and the rise of the young-old. The ANNALS of the American academy of political and social science, 1974, 415 (1)：187 – 198.

⑤　MADDOX G L. Activity and morale：a longitudinal study of selected elderly subjects. Social Forces, 1963, 42 (12)：195 – 204.

看出老年人因为身体原因会出现社交减少的问题。此外，由斯坦福大学心理学家劳拉·卡斯滕森（Laura Carstensen）提出的社会情绪选择理论（Socioemotional Selectivity Theory）也可以解释老年人社交的狭窄化。社会情绪选择理论认为，人们在一生中对社会关系的选择性更强，从而导致外围关系的降低和亲密关系的增强。而老年人可能会因为自己的时间有限，对构建新社交关系的预期很低，导致他们在与不熟悉的社交伙伴互动时显得兴趣较低，而只希望与熟悉的伙伴建立更为紧密的联系①。

由于年轻老年人和年长老年人之间健康状况和社会互动偏好的差异，他们在接受体感游戏干预时，其社会心理健康可能会产生不同的结果。然而，很少有研究专门探索这两个年龄群体在参与体感游戏上的差异，Xu等人的研究是为数不多的例外②，他们探索了体感游戏对年轻老年人和年长老年人产生的不同影响。尽管如此，还没有研究者针对体感游戏对这两个年龄群体的社会心理健康所产生的影响进行深入的研究。此外，前文提及的体感游戏的代际沟通类型（即与年轻人或同龄人进行体感游戏）对其社会心理健康产生的影响，可能因年龄层级（年轻老年人和年长老年人）不同产生一定差异，这一点基本也没有得到任何的证实。

综上所述，年轻老年人与年长老年人在参与体感游戏时，不同类型的代际互动情况可能会产生不同的社会心理影响。根据文献回顾，年轻老年人身体状况和认知能力相对更好，同时社会交往相对活跃（Carstensen & Pasupathi，2000）。因此可以推断，他们比年长老年人有着更小的社交障碍和更大的社会交往动机。从这个意义上说，在进行体感游戏时，年轻老年人可能会对年轻同伴的态度更为开放。

此外，从年龄差异来说，年轻老年人更靠近年轻人，因此他们和年青一代产生的代沟问题可能更小。相对于年长老年人，年轻老年人与年轻人的沟通会相对容易一些，也更加和谐。这些因素反过来又会影响老年人在参与体感游戏时的社会交往模式，进而影响他们的社会心理健康。也就是说，体感游戏中不

① FREDRICKSON B L, CARSTENSEN L L. Choosing social partners：how old age and anticipated endings make people more selective. Psychology and aging，1990，5（3）：335 - 347.

② XU X, LI J, PHAM T P, et al. Improving, psychosocial well-being of older adults through exergaming：the moderation effects of intergenerational communication and age cohorts. Games for health journal，2016，5（6）：389 - 397.

同的代际互动类型，例如独自游戏、与同龄人共同游戏或与年轻人共同游戏，可能会对参与体感游戏的老年人的心理健康产生一定的调节作用。

第二节　代际互动作用的实证分析

根据前面章节的理论构建，不同年龄的老年人之间的差异可能导致社会联系和互动水平的变化，这可能会进一步影响体感游戏干预老年人的抑郁症程度，甚至拓展到心理社会层面。因此需要进行更多的研究来检验体感游戏对不同年龄的抑郁症患者的影响。而且，在探讨了游戏模式作用之后，与谁一起进行体感游戏也是一个值得深入研究的问题。体感游戏可以缩小老年人和年轻人之间的鸿沟，并促进这两个年龄段的人进行更多的交流。不过，许多老年人在与年轻人交流时会感受到由于年龄代沟产生的偏见。如果老年人与年轻人共同进行体感游戏，这种偏见可能会增加他们的社会焦虑和沮丧感。

由于当前的文献尚未涉及该领域，因此需要更前沿的实证研究来综合探讨不同年龄层级的老年人在体感游戏中与不同年龄群体互动时，可能会产生的不同社会心理影响，包括抑郁与情绪的变化。在本章的研究中，笔者采用了两个实验来探讨这个非常具有现实意义的问题。这两个实验分别为一个 $2 \times 2 \times 3$ 的三因素混合实验，以及另一个为 2×3 的双因素实验。本章的研究主要聚焦在体感游戏干预（前测、后测）的实施过程中，代际沟通类型（单独游戏、与同龄人游戏、与年轻人游戏）和被试年龄层级的区别（年轻老年人、年长老年人）分别对体感游戏在社会心理因素上产生的差异。

一、实验设计

（一）实验一

实验一主要通过一个 2（时间改变：前测、后测）×2（年龄层级：年轻老年人、年长老年人）×3（代际沟通类型：单独游戏、与同龄人游戏、与年轻人游戏）的混合因子设计来检验假设，主要在各大老年活动中心进行被试的招募工作。实验前一共招募了 122 名平均年龄为 75 岁的老年人，包括 94 名女性和 28 名男性。在实验前，每位被试会被随机分配到 3 个实验组中的 1 个：

（1）实验组1：被试与同龄人共同进行体感游戏；

（2）实验组2：被试与年轻人（12～17岁的青少年）共同进行体感游戏；

（3）实验组3：被试独自进行体感游戏。

最后总共有89名被试完成了整个实验，并进入了最终分析。在他们中间，74岁以下（含74岁）的年轻老年人共41名，75岁及以上的年长老年人共48名。其中，有31名被试与他们的同龄人一起进行体感游戏（实验组1），有26名被试和年轻人一起进行体感游戏（实验组2），有32名被试独自进行体感游戏（实验组3）。

实验前所有被试都会接受简短的实验介绍和干预说明，实验人员会征得所有被试关于参与实验和数据收集的同意。被试会在参与第一次游戏前填写一份调查问卷，这份问卷用来收集他们的人口统计学信息以及重要的社会心理变量，包括社会焦虑、社交能力和孤独感水平。之后，开始进行各组的体感游戏操作。每名被试都需要参加3次游戏，每隔1天举行1次，并在1周内完成。在所有的实验组中，被试会进行3个相同的基于Kinect平台的体感游戏，每个体感游戏大约进行10～15分钟。实验使用的体感游戏持续时间短，被试只需要做简单、重复的动作，因此比较适合老年人。在实验结束后，被试需要再进行一次调查问卷，内容与实验前相似，以便实验人员进行实验前后的比较和分析。

（二）实验二

实验二的设计和招募大致与实验一相同，主要通过一个2（时间改变：前测、后测）×3（代际沟通类型：单独游戏、与同龄人游戏、与年轻人游戏）的混合因子设计来检验假设。最终样本包含319名64岁及以上的老年人。所有被试都是由老年活动中心招募的，这些中心为附近居民区的老人提供社交和娱乐活动。被试中有257人是女性，62人是男性，平均年龄为72.39岁。在游戏类型方面，102位被试单独玩游戏，100位被试与同龄人一起玩游戏，117位与年轻人一起玩游戏。

本实验使用的健身游戏是由研究团队在微软Kinect平台上开发的，所有的健身游戏都有单人模式和多人模式。不同于市场上的体感游戏，本实验中的体感游戏是专门为老年人设计的，具有"老年人友好"的主题和界面。具体来说，这些游戏时间短，动作简单且重复，充分考虑了老年人的身体和精神状况。例如，在其中一款游戏中，被试只需要移动手的位置把水果从树上摘下。一旦光标悬停在水果上，他们就可以移动水果，并把水果放到相应的篮子里。这些游戏在早期的一些实验中已通过专门测试（Li et al.，2017；Li et al.，2018），结果表明老年人用户的接受程度都很高。

在对项目进行了介绍并获得被试同意后，实验人员要求被试在游戏开始前完成一份预调查。预调查测量了老年人的社交能力、对健身游戏的态度、积极情绪和消极情绪，收集了人口统计学信息如年龄、性别和种族等。然后，所有被试被随机分配到 3 个游戏条件中的 1 个，并每周玩 2 次健身游戏，总共 6 周的时间。在实验进行之前，所有被试都参与了游戏培训，以便能够熟悉掌握游戏内容。实验二共有 3 个实验组：

（1）实验组 1：被试使用单人游戏模式玩体感游戏；

（2）实验组 2：被试与同龄人使用多人模式玩体感游戏；

（3）实验组 3：被试与年轻人（一个从当地高中招募来的年轻学生）一起玩体感游戏。

为了确保游戏内容不会影响研究结果，3 组被试都会在每一环节玩同一款体感游戏，每款游戏持续大概 5 ～ 10 分钟。

二、数据收集

（1）社会焦虑。社会交往焦虑程度用包含 10 个问题的李克特量表来测量。这个量表是由 Leary 等人设计的[①]，主要测量的问题围绕自我感知的社会焦虑程度展开，例如"我经常感到紧张，即使是在非正式的聚会上"或者"相比大多数人，我可能在社会交往中不那么害羞"。在实验中，信度 Cronbach's α 系数前测为 0.75，后测为 0.81。将 10 个问题的平均得分作为衡量社会焦虑的指标，较高的平均值意味着较高的社会焦虑。

（2）社交能力。为了衡量被试在多大程度上表现出与他人在一起的兴趣和倾向，实验人员采用了 Reynolds 和 Beatty 开发的李克特七分量表[②]进行测量。测量的问题包括"我喜欢和人在一起"或者"我不喜欢聚会和社交活动"等。对

---

① LEARY M R. Social anxiousness：the construct and its measurement. Journal of personality assessment，1983，47（1）：66–75.

② REYNOLDS K E，BEATTY S E. A relationship customer typology. Journal of retailing，1999，75（4）：509–523.

于这个社交测量量表，信度 Cronbach's α 系数前测为 0.72，后测为 0.70。这 7 个问题的平均分数被作为衡量个体社交能力的指标，并用作被试社交能力的度量，更高的平均值意味着更多的社会兴趣和更高的社会交往倾向。

（3）孤独程度。本实验使用加州大学洛杉矶分校的孤独感量表[①]来衡量被试的孤独感和社会隔离感。这个量表包括 20 个测量问题，询问被试是否感到"缺乏友谊"或者"有可以交谈的人"等的心理状况。这个量表的信度 Cronbach's α 系数前测为 0.86，后测为 0.87。所有 20 个项目的平均得分被作为孤独水平的衡量指标。指标数值越大，被试所感到的孤独感和社会隔离感就越高。

（4）对体感游戏的态度。本实验使用了 5 项量表（Crites，Fabrigar & Petty，1994）来评估被试对于参与体感游戏的态度。每个题项使用 1 个形容词（如"有益的""愉快的"）来测量"未来 1 个月内，每周至少 1 次的体感游戏"给老年人带来的实际感受。在本实验中，该体感游戏态度量表在前后测中均表现出良好的内部一致性（α 为 0.94 及 0.96）。

（5）积极情绪和消极情绪。本实验采用积极和消极情绪量表（Watson，Clark & Tellegen，1988）来测量被试的情绪变化，量表评分分为 5 个等级，从 1（非常轻微或根本没有）到 5（非常符合）。该量表包括两个情绪量表，即积极情绪量表（PA）和消极情绪量表（NA）。每个量表由 10 个题项组成，每个题项使用 1 个形容词来询问被试在某一特定时刻的感受。在当前的研究中，PA 量表在前后测中表现出良好的内部一致性，信度 Cronbach's α 系数前测为 0.90，后测为 0.88。同样地，NA 量表也在前测和后测中表现出良好的内部一致性，信度 Cronbach's α 系数前测为 0.93，后测为 0.95。

三、实验结果

在实验前，3 组被试虽然在社会焦虑的基线上有显著的差异，但是相比之下在年龄、性别、社交能力和孤独感的基线值中间没有较大差异。表 6 - 1 展示了实验前后 3 个因变量的描述性统计和相关性分析。由于 3 个因变量之间具有

[①] RUSSELL D W. UCLA loneliness scale（version 3）：reliability，validity，and factor structure. Journal of personality assessment，1996，66（1）：20 - 40.

高度相关性和统计学意义，因此采用三因素多元方差分析（three-way MANOVA）对数据进行分析。

表 6-1 实验前后 3 个因变量的描述性统计和相关性分析

变量		描述性统计		相关性分析	
		平均值 M	方差 SD	社会焦虑	社交能力
前测	社会焦虑	2.185	0.696	——	
	社交能力	3.554	0.729	-0.457^a	——
	孤独感	2.091	0.560	0.361^a	-0.462^a
后测	社会焦虑	2.128	0.704	——	
	社交能力	3.710	0.624	-0.390^a	——
	孤独感	1.958	0.528	0.217^b	-0.468^a

注：$^a P < 0.01$，$^b P < 0.05$。

多变量方差分析的检验结果表明，老年人的总体社会心理状态随体感游戏的干预有显著变化，$F(3, 81) = 2.591$，$p = 0.058$，$\eta^2 = 0.088$。单变量检验分析进一步表明，从实验前到实验后，被试的社交能力有显著的提升，$F(1, 83) = 3.950$，$p = 0.050$，$\eta^2 = 0.045$。被试的孤独程度有所下降，且数值在统计上有很高的显著性 $[F(1, 83) = 5.570$，$p = 0.021$，$\eta^2 = 0.063]$。不过，在实验前后被试的社会焦虑没有随时间变化而产生显著的变化，$F(1, 83) = 1.584$，$p = 0.212$，$\eta^2 = 0.019$。在针对双向交互效应（two-way interaction effects）的检测中，多变量方差分析的结果并未显示出这 3 种因素对被试社会心理健康的变化有显著的交互影响，$F(6, 162) = 1.692$，$p = 0.126$，$\eta^2 = 0.059$。深入的单变量检验结果表明，代际沟通类型与时间对社会焦虑产生了显著的交互作用，$F(2, 83) = 4.425$，$p = 0.015$，$\eta^2 = 0.096$。成对比较（pairwise comparison）的结果进一步显示，单独或与同龄人进行游戏后，老年人的社会焦虑程度没有出现显著变化。

然而，与年轻人一起进行游戏的老年人，他们的社会焦虑水平在体感游戏实验后有所下降，在统计上呈现显著性。综合来看，与年轻人一起进行体感游戏会让老年人的社会焦虑显著下降，而其他两个实验组中单独进行或与同龄人一起进行体感游戏的老年人的社会焦虑则没有显著的变化。尽管如此，时间和代际沟通的交互效应在社交能力和孤独程度上没有显著的呈现，结果依次为 $F(2, 83) = 2.162$，$p = 0.121$，$\eta^2 = 0.050$ 以及 $F(2, 83) = 0.131$，$p = 0.878$，$\eta^2 = 0.003$。这意味着，单独进行体感游戏的老年人和与同龄人共同进行体感游戏的老年人，在社会焦虑和孤独程度上没有什么显著的区别。此外，体感游戏对老年人的社交能力和孤独感的影响，在单独进行游戏和与同龄人进行游戏的两个实验组中，没有显著区别。

在针对三向交互效应（three-way interaction effects）的检测中，多变量分析显示了时间、代际沟通类型和不同年龄层级 3 个因素对老年人社会心理健康的交互作用在边际水平上具有显著性，$F(6, 162) = 1.867$，$P = 0.089$，$\eta^2 = 0.065$。此外，单变量检验表明，三向交互效应在社会焦虑［$F(2, 83) = 2.990$，$P = 0.056$，$\eta^2 = 0.067$］和社交能力［$F(2, 83) = 2.763$，$P = 0.069$，$\eta^2 = 0.062$］上具有显著性。也就是说，在老年人的社会焦虑和社交能力上，时间和代际沟通类型的双向交互作用在年轻老年人和年长老年人中是存在显著差异的。

图 6 - 1 显示了三向交互效应对老年人社会焦虑的影响。对于年轻老年人来说，时间和代际沟通类型对他们的社会焦虑有显著的交互效应。尤其是当他们与年轻人一起进行体感游戏时，他们的社会焦虑程度会显著下降。不过，当年轻老年人单独进行游戏，或与同龄人共同进行游戏时，社会焦虑则没有显著变化。然而，对于年长老年人来说，无论是哪一种实验情况（单独进行、与同龄人进行、与年轻人进行游戏），他们的社会焦虑都没有显著变化。

三向交互效应对社交能力的影响如图 6 - 2 所示。在年轻老年群体中，时间与代际沟通类型之间的交互作用在其社交能力上具有统计学的显著性。特别是对于那些与年轻人一起进行游戏的年轻老年人来说，他们在与周围的人相处或与人交往的兴趣上有了显著的提高。但对于那些单独进行游戏或与其他老年人一起进行游戏的年轻老年人，社交倾向则没有什么变化。对于年长老年人而言，与同龄人共同进行游戏会让他们的社交能力从前测的 $M = 3.353$ 显著增加到后测的 $M = 3.714$，并且具有统计学的显著意义。年长老年人在单独进行游戏或与年轻人一起进行游戏时，社交能力不会随着时间的推移而产生显著变化。

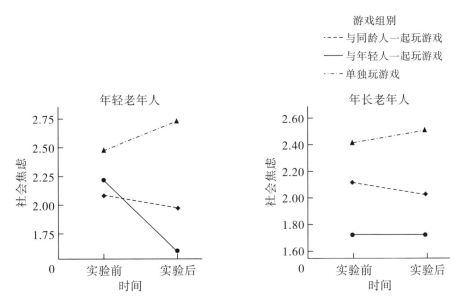

图 6 - 1　时间、代际沟通类型、年龄层级的三向交互
效应对社会焦虑产生的影响

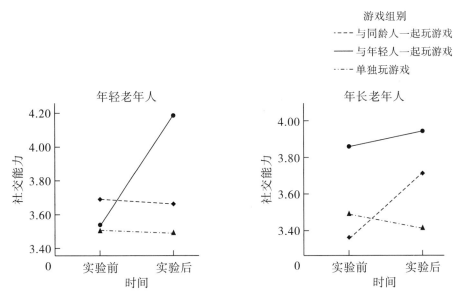

图 6 - 2 时间、代际沟通类型、年龄层级的三向交互
效应对社交能力产生的影响

在对孤独程度的影响中，时间、代际沟通类型和年龄层级的三向交互效应不显著，$F_{(2, 83)} = 1.845$，$P = 0.164$，$\eta^2 = 0.043$。这个结果说明了体感游戏干预和代际沟通类型对老年人孤独感的双向交互作用在两个年龄层级（年长老年人与年轻老年人）上没有显著差异。

（一）对情绪变量的影响

一方面，相较于前测（$M = 3.56$，$SD = 0.79$），老年人的积极情绪在后测时有显著增加（$M = 3.89$，$SD = 0.69$），$F_{(1, 293)} = 31.91$，$P < 0.001$，$\eta^2 = 0.10$。此外，3 个代际沟通游戏组被试的积极情绪之间存在显著差异，$F_{(2, 293)} = 9.52$，$P < 0.001$，$\eta^2 = 0.06$。然而，研究没有发现不同实验组与不同时间点之间存在显著的相互作用，$F_{(2, 293)} = 2.50$，$P = 0.08$，$\eta^2 = 0.02$。这些结果表明，尽管 3 组被试在玩了 6 周体感游戏后，总体积极情绪有了提升，但相较于其他被试，与同龄人一起玩体感游戏的老年人的积极情绪并没有发生更大的变化。

另一方面，老年人的消极情绪在前测（$M = 1.35$，$SD = 0.63$）和后测（$M = 1.16$，$SD = 0.43$）之间有显著的下降，$F_{(1, 305)} = 26.93$，$P < 0.001$，$\eta^2 = 0.08$。在 3 个代际沟通组中，被试的消极情绪没有显著差异，$F_{(1, 305)} = 2.28$，$P = 0.10$，$\eta^2 = 0.02$。然而，时间变化和代际沟通组之间的相互作用对消极情绪的影响是显著的，$F_{(2, 305)} = 9.16$，$P < 0.001$，$\eta^2 = 0.06$（如图 6 – 3）。研究通过简单的效果测试对以上提到的显著相互作用进行跟踪，并分别确定 3 组的结果变化。为了降低误差率，本实验采用 Bonferroni 校正的 P 值进行多重检验，将该 P 值定义为"α/k（检验次数）研究"（Lee & Lee，2018）。因此，本实验在事后分析中采用了 $P = 0.017$（0.05/3）的显著水平。值得注意的是，在 6 周的体感游戏后，来自"单独游戏"和"与同龄人游戏"两个实验组的老年人所产生的消极情绪均显著减少，其中"单独游戏"组为 $F_{(2, 305)} = 37.56$，$P < 0.001$；"与同龄人游戏"组为 $F_{(2, 305)} = 5.61$，$P = 0.013$。但"与年轻人游戏"组则没有呈现出同样的显著变化，$F_{(2, 305)} = 0.11$，$P = 0.73$。

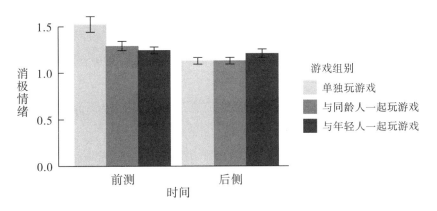

图 6 - 3　时间和游戏组别对消极情绪的交互作用

（二）体感游戏影响情绪的中介因素

一方面，在检验社交能力对积极情绪的中介作用之前，本研究通过回归分析证明老年人对体感游戏的态度与积极情绪呈正相关（$\beta = 0.17$，$P < 0.05$）。进一步使用 SPSS 中的 PROCESS 插件分析得出，老年人对体感游戏的态度对其社交能力有积极影响（$\beta = 0.18$，$P < 0.01$），而老年人的社交能力与其积极情绪呈正相关（$\beta = 0.29$，$P < 0.001$）。然而，在将社交能力设置为中介因素后，老年人对体感游戏的态度和积极情绪之间的关系变得不显著（$\beta = 0.11$，$P = 0.11$）。由此可见，社交能力在老年人对体感游戏的态度与其积极情绪之间的关系中起到了完全中介作用。此外，研究中的结果也证实了老年人的社交能力对其积极情绪存在着显著的间接影响（95% 置信区间为 0.04 ～ 0.16）。老年人对体感游戏的态度与其社交能力共同解释了其积极情绪13%的变化（$R^2 = 0.13$）。

另一方面，老年人对体感游戏的态度与其消极情绪呈负相关（$\beta = -0.19$，$P < 0.001$）。研究发现，老年人对体感游戏的态度对其社交能力有积极影响（$\beta = 0.16$，$P < 0.05$）；而老年人的社交能力与其消极情绪呈负相关（$\beta = -0.18$，$P < 0.001$）。在将社交能力设置为中介变量后，老年人对体感游戏的态度仍然与其消极情绪呈现显著的负相关（$\beta = -0.16$，$P < 0.01$）。由此可见，老年人的社交能力部分调节了其对体感游戏的态度与其消极情绪之间的关系。此外，结果也证实了老年人的社交能力的间接效应的显著性（95% 置信区间为 -2.80 ～ -0.58）。老年人对体感游戏的态度与其社交能力共同解释了其负面情绪14%的变化（$R^2 = 0.14$）。中介效应分析的结果如图 6 - 4 所示。

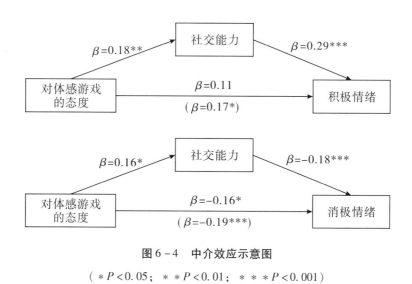

图6-4 中介效应示意图

（ * P < 0.05 ； * * P < 0.01 ； * * * P < 0.001 ）

第三节 代际互动作用的实践启示

一、代际沟通与年龄层级的交互效果

（一）社交能力的提升效果

实验一证实了参与体感游戏对老年人社会心理健康可以产生积极影响。其中最重要的发现是体感游戏和代际沟通之间的交互作用对年轻老年人和年长老年人之间的社会心理健康产生的影响。对于年轻老年人来说，和年轻人共同进行体感游戏，可以显著减轻他们的社会焦虑，提高他们与人相处和交往的倾向或兴趣。而单独进行游戏或与同龄人共同进行体感游戏，对改变他们的社交兴趣和社交能力几乎没有作用。也就是说，年轻老年人可能对年轻人有更积极的态度，因此更有可能在体感游戏中享受与年轻人之间的互动。从这个意义上说，老年人与年轻人之间的代际互动和沟通可以提升体感游戏对年轻老年人社会心理健康的积极影响。

　　然而，对于年长老年人来说，与其他老年人一起参与体感游戏可以显著降低他们对社会交往的焦虑程度，而单独进行游戏或与年轻人一起游戏则不会影响他们的社会心理状态。年长老年人与年轻人的代沟可能更大，对年轻人的态度也有可能更消极。因此，在体感游戏中他们可能更愿意与同龄人交流合作。这使得他们在与同龄人完成体感游戏后，心理健康有了更正面的改变。总的来说，体感游戏干预锻炼和代际沟通类型在不同年龄层级的老年人中产生的影响不同，与以往的老年学研究结论①比较一致。值得注意的是，体感游戏对年长老年人产生的社会焦虑影响，与以往的代际研究的结果②也是基本一致的。

　　此外，参与体感游戏可以减轻年轻老年人和年长老年人的孤独感和社会隔离。这与先前关于体感游戏对老年群体产生的影响是吻合的。健康老龄化的研究已经为体感游戏对老年人社会心理健康的积极影响提供了证据支持，不过还没有足够的研究来分析代际沟通在这个过程中的调节作用。本章的案例研究通过进行一个跨时间的类实验来填补该研究的空白，验证了体感游戏在不同类型的代际沟通中以及在不同年龄层级（年轻老年人和年长老年人）之间的社会心理健康的差异影响。本研究为老龄化研究领域做出了突破性的贡献，并为学界对如何促进老年人的社会互动和提升积极老龄化打好了理论和实践的基础。

（二）情绪的调整效果

　　实验二通过析因实验阐释了体感游戏对老年人积极情绪和消极情绪的有效影响，从而扩展了体感游戏的研究领域。首先，结果表明，随着时间推移，参与体感游戏能够引起老年人积极情绪的显著增强，而这一结果与代际沟通并无实际关系。也就是说，相较于其他年龄层级的同伴，与同龄人一起进行运动游戏的老年人并没有表现出更多的积极情绪变化。这可以用老年人更关注和享受体感游戏的具体内容来解释。在规律性的锻炼中，个体积极情绪的增强可能更多地来自对锻炼行为本身的享受，而不是与他人的社会交往。Lee 等人（2017）发现，这种享受感是个体保持参与运动游戏、提升心理健康水平的主要原因。因

---

　　①　CARSTENSEN L L. Motivation for social contact across the life span：a theory of socioemotional selectivity. In JACOBS J E. Developmental perspectives on motivation. Lincoln：University of Nebraska Press，1993：209－254.

　　②　GILES H，GASTOREK J. Intergenerational communication practices. In SCHAIE K W，WILLIS S L. Handbook of the psychology of aging. US：Elsevier Science，2010：233－248.

此，体感游戏对积极情绪变化的影响可能主要来源于其本身而非具体的游戏形式。

其次，研究发现，随着时间的推移，参与体感游戏使得老年人的消极情绪显著减轻。此外，与我们的预期相反，相较于与同龄人或年轻人一起游戏，独自进行游戏的老年人在负面情绪上有更大程度的减轻。这一现象可能归因于本研究被试的特殊性：这项研究中的大多数被试独自居住在老年活动中心周围，由于家庭关系疏远、高离婚率、家庭结构变化等，独居老人的数量在过去 20 年里增加了 2 倍（Tai，2015）。那些独自生活的人更有可能面临被社会孤立的风险，陷入与社会缺乏联系的情绪状态中（Kharicha et al.，2007）。处于社会孤立状态的老年人往往会试图将这种处境视作一种值得享受的、舒适的选择，他们在玩体感游戏时不会主动，甚至避免与他人互动（House，2001）。在这种情况下，如果与他人结伴参与体感游戏，尤其是在游戏比赛中失败的情况下，可能会发生不愉快的情况。老年人可能会对游戏结果感到失望，进而导致负面情绪的增强。因此，尽管参加体感游戏可以显著减轻老年人的消极情绪，但是当处于社会孤立状态的老年人与他人一起游戏时，其消极情绪的水平可能会提高。

值得注意的是，与年轻人一起游戏的老年人的负面情绪的水平在干预后几乎没有变化。一方面，老年人可能会对年轻人抱有某些负面的刻板印象，从而导致两代人之间的社会交往出现问题（Hummert，1994）。另一方面，年轻人更擅长运动，往往会获得比老年人更高的成绩。在这种情况下，输掉游戏的老年人很难感受到参与体感游戏的意义。因此，当老年人与年轻人一起游戏时，体感游戏对减轻其负面情绪的影响被最小化；而当其独自玩时，这种影响则得以最大化。

最后，与 Diener 和 Emmons 的观点一致，本研究发现老年人的积极情绪与消极情绪会随时间的推移产生显著的变化（Diener & Emmons，1984）。尽管积极情绪和消极情绪是情绪健康的两个要素，经过 6 周体感游戏的干预，老年人的积极情绪和消极情绪之间并未呈现出显著的相关性。但是，体感游戏对老年人积极情绪或消极情绪的影响是显著的。也就是说，无论具体形式如何，体感游戏都可以使老年人的积极情绪增强；体感游戏也可以使老年人的消极情绪减轻，但这种减轻会因游戏形式改变而有所不同。这表明体感游戏可以作为一种长期增强老年人积极情绪的有效工具，但在将其用于减轻老年人负面情绪时，应当考虑其具体形式。

（三）社会能力的中介作用

本研究结果表明，老年人对体感游戏的态度与积极、消极两种情绪有关，而社交能力在这两种关系中起到了中介作用。其中，社交能力在老年人对体感游戏的态度与其积极情绪之间起到完全中介作用，这表明越喜欢玩体感游戏的老年人，往往越乐于通过社交来增加积极情绪。同时，社交能力在老年人对体感游戏的态度与其消极情绪之间起到部分中介作用，也就是说，当被试对体感游戏表达出积极的看法时，他们的负面情绪相对较低。此外，与他人互动的意愿也对这一过程产生了影响。总的来说，本研究结果与先前的发现一致，认为体感游戏可以是一种保持和促进老年人社交能力，从而进一步提升其心理健康水平的有效干预手段（Li et al.，2018；Xu et al.，2016）。

尽管如此，我们仍需要注意统计分析中 R^2 相对较低，表明因变量（即积极情绪和消极情绪）的变化只能在较小程度上归因于自变量（即对体感游戏的态度）和中介变量（即社交能力）的变化。因此，本研究的探索并不彻底。当阐述社交能力在对体感游戏态度和情绪影响之间的中介作用时，应该小心谨慎地做出解读。未来的研究可以深入探析老年人参与体感游戏后产生影响的其他相关变量，以扩展当前的研究发现。

二、对未来干预实施的启发

研究中的主要发现对未来数字化健康干预的实施提供了一些启发，能够帮助我们更好了解如何有效地把体感游戏引入社区老年保健计划当中。对于政策制定人员和老年护理工作人员来说，体感游戏可能是一种有效提升老年人心理健康的干预策略，能够改善这个群体的社会交往状况，促进心理治愈和预防衰老。值得注意的是，与他人一起进行体感游戏可以为他们提供更多社交互动和交流的机会，从而使体感游戏的社会心理作用更强。然而，不同年龄层级的老年人，即年轻老年人和年长老年人之间，可能对体感游戏的游戏同伴有不同的偏好。合适的做法是让年轻老年人与年轻人一起进行体感游戏，以促进他们之间的代际沟通；让年长老年人与同龄人一起进行体感游戏，从而改善他们的社会心理健康水平。

不过这里需要注意的是，在与同龄人一起玩游戏的实验组中，老年人之间是互相认识的，因为他们来自同一个老年活动中心，但是在与年轻人一起玩游戏的实验组中，老年人其实并不认识这些年轻人。在体感游戏研究领域，其他的一些相关干预实践已经证实了具有家庭关系的代际互动（例如与孙子一起）会增加老年人进行体感游戏的动机①。也许对于老年人来说，与一起进行体感游戏的同伴有某种熟悉关系，最后产生的社会心理影响可能会有区别。不过这种区别目前尚未有证据证明。因此，未来研究需要进一步分析游戏同伴的熟悉程度对老年人的社会心理健康的不同影响。

同时，本研究仍在一定程度上有助于更细致地了解体感游戏对加强老年人情绪健康的作用。许多研究探讨了体感游戏对学生积极情绪的影响（Naugle et al.，2014；Watson et al.，2013），而关于体感游戏如何影响老年人的情绪健康却很少。体感游戏其实可以作为一种帮助老年人增强积极情绪，减轻消极情绪的新干预技术。具体来说，所有类型的体感游戏都可以增强老年人的积极情绪，其中对于那些处于社会孤立状态的老年人来说，单人游戏模式将会更有助于减少其消极情绪。此外，在参与体感游戏一段时间后，老年人的社交能力能够有效地将其对于游戏的积极态度转化为更有益的情绪效果。

此外，本研究关于体感游戏对情绪健康影响的认识也有现实意义。首先，从政策制定的角度来看，老年活动中心可以向周围的老年居民推广体感游戏，并组织定期的游戏活动。其次，从游戏设计的角度来看，为了提升老年人对体感游戏的积极态度，游戏设计者需要构思体力消耗更低、吸引力更强、更易于老年人理解的体感游戏，以便老年人可以享受参与体感游戏的乐趣（Lee et al.，2017）。再次，由于独自游戏对减轻老年人负面情绪更有效，游戏设计者可以为处于社会孤立状态的老年人开发特定的游戏类型。最后，这项研究的结果对引导老年人增强积极情绪有意义。老年人应该意识到积极参与体育锻炼的重要意义——不仅能够增强体质，还能获得社交机会，从而提升其情绪健康水平。

---

① KHOO E T，CHEOK A D，NGUYEN T H D，et al. Age invaders：social and physical inter-generational mixed reality family entertainment. Virtual reality，2008，12（1）：3－16.

本章小结

本章主要借助社会认同理论、活动理论等来构建体感游戏中代际沟通和年龄层级对老年人社会心理的影响机制。和年轻人共同进行体感游戏，可以显著降低老年人社会交往的焦虑程度，提高老年人与年轻人相处和交往的倾向或兴趣。从这个意义上说，老年人与年轻人之间的代际互动和沟通可以提升体感游戏对改善老年群体抑郁的作用。为了验证该理论体系，本章使用了两个混合实验，考察了体感游戏对老年人社会焦虑、社交能力和孤独感产生的影响，并进一步分析了不同代际沟通类型和年龄层级之间产生效应的差异。结果表明体感游戏干预、代际沟通类型和年龄层级对老年人社会心理健康有显著的三向交互效应。与年轻人共同进行体感游戏的年轻老年人的社会焦虑会显著下降，同时社交能力有所提高；与同龄人一起进行体感游戏的年长老年人则在社交能力上有显著提高。通过体感游戏，被试的孤独感都显著减轻，值得注意的是，不同的代际沟通类型和年龄层级之间产生的差异并不大。这些发现对新科技条件下积极老龄化的实施打下了理论和实践基础，有助于研究者了解如何在体感游戏中通过不同的实施因素，增强老年人与其他人群的社会互动，从而提升老年人的社会心理健康水平。

第三部分

老年抑郁干预"体感化"的设计开发

……

第七章 基于适老原则的游戏设计

在把握了老年抑郁体感化干预的重要影响因素之后，有必要根据应用场景继续深入探讨具体的设计方案，从而构建出更好的干预体系和操作方案。本章主要针对老年群体的身体和心理特征，阐述体感化干预的适老性设计纲要，包括选择偏好主题、设定合适的难度以及开发老年友好界面等。本章将深入介绍五个创新的体感游戏，它们是由国内外的技术人员基于这些设计纲要共同研发和设计出来的。为了测试这些新游戏在实践中的应用前景，本章最后将通过随机对照实验方法评估它们在老年群体中的实际接受程度和社会心理效果。

第一节 适老性游戏的设计实践

一、设计缘由

随着越来越多的研究开始关注体感游戏对老年人社会心理健康的影响[1]，一些研究报告了积极有效的治疗效果，包括降低了老年人的孤独感[2]以及提升其生活满意度等，而另一些研究却有着截然不同的结论。它们发现体感游戏无法对自我效能和抑郁症产生显著影响。这些研究得出不同的结论可能归因于体感游戏本身的设计问题。设计体感游戏最初的目的是为青少年提供娱乐和休闲活动，其设计理念也并未考虑其他特殊人群，例如老年人。因此目前市场上的

---

[1] LI J, THENG Y L, FOO S. Effect of exergame on depression: a systematic review and meta-analysis. Cyberpsychology, behavior, and social networking, 2015, 19 (1): 34 – 42.

[2] KAHLBAUGH P, SPERANDION A, CARLSON A, et al. Effects of playing Wii on well-being in the elderly: physical activity, loneliness, and mood. Activities, adaptation and aging, 2011, 35 (4): 331 – 344.

大多数体感游戏都不是专门针对老年人设计的①。

在研究体感游戏时，还应强调社会文化效应的重要性。人们生活的社会文化背景影响着许多方面。社会文化背景对抑郁症的产生和治疗有同样重要的影响。因此，有关社会文化影响的研究应扩展到治疗抑郁症的运动领域。例如，家庭成员的相互依赖是嵌入在亚洲文化中的，这也是中国文化儒家哲学的有机组成部分②。因此中国的老年人更倾向于依靠家庭，例如依靠配偶或子女来获得社会支持，从而降低抑郁程度③。相反的是，在西方文化中朋友的支持是老年人治疗抑郁症的主要影响因素④。文化差异可能会导致体感游戏采用不同的实施策略，因此研究需要进一步关注社会文化所导致的效果区别。

为了有效地提升体感游戏在老年群体中的健康干预效果，本章的研究引入了针对老年群体开发的五种新款体感游戏，并评估了老年群体对它们的接受程度和产生的社会心理效应。

二、设计准则

基于一些游戏领域中的前期研究，本章总结了几条重要的体感游戏适老性设计准则。它们包括：①选择老年人偏好的主题；②设定合适的难度；③提供"老年人友好"界面。

首先，体感游戏应根据老年人的偏好选择游戏的主题，这样可以让老年人更轻松地进入虚拟的游戏世界。老年人喜欢与现实生活相关的游戏主题，例如

---

① BROX E, LUQUE L F, EVERTSEN G J, et al. Exergames for elderly: social exergames to persuade seniors to increase physical activity. Dublin: the 5th International Conference on Pervasive Computing Technologies for Healthcare (PervasiveHealth), 2011.

② MARCELLA A J, DEVOS G, HSU F L K. Culture and self: Asian and Western perspectives. New York: Tavistock, 1985.

③ CHI I, CHOU K, Social support and depression among elderly Chinese people in Hong Kong. International journal of aging and human development, 2001, 52 (3): 231 – 252.

④ DEAN A, KOLODY B, WOOD P. Effects of social support from various sources on depressive in elderly persons. Journal of health and social behavior, 1990, 31 (2): 148 – 161.

花园或动物①，背景与教育或文化相关②。要特别注意的是，他们不喜欢暴力和动作类的主题，例如赛车或者打斗情景。一个合适的游戏主题将极大增强老年人玩游戏的动机，并增加他们持续游戏的时间。因此，建议把原创的体感游戏的主题设定为休闲娱乐活动，可以是现实运动的模拟，例如滑雪、远足和排球等。同时也可以融入一些与动物或文化环境有关的元素，以增强老年人在进行体感游戏时的熟悉度和偏好度。

其次，游戏设计者应注意老年人的身体状况，并为他们设定合适的游戏操作难度。随着年龄的增加，老年人的身体技能、认知功能都会有不同程度的下降。他们通常会在平衡能力和运动技能上有一定的缺陷，同时视觉和听觉也没有那么灵敏，不少老年人的短期记忆和注意力也比较差③。考虑到这些年龄带来的生理问题，一些研究建议应该给老年人提供时间短且只需要简单和单向控制的电子游戏。同时，设定适合的难度也很重要。这不仅可以激励老年人继续进行游戏，而且还可以避免游戏过程中老年人产生诸如沮丧或焦虑之类的负面情绪。体感科技平台基于交互的本质，可以设计一些操作非常简单的游戏。例如，当模拟一个滑雪的游戏时，最好的设计是玩家只需要向前和向后划动双臂来控制滑行，并把身体向左或向右倾斜以实现穿越不同的滑雪路线。又或者在模拟远足的游戏中，最好的设计是玩家只需要模拟现实中的步行，即可探索自然并遇见不同的风景。总而言之，就是要避免不必要的复杂动作，降低老年人因输了游戏而感到沮丧或受到伤害的可能性。

最后，游戏应该要提供专门针对老年人的用户界面。与熟悉技术的年青一代相比，老年人对使用新科技的信心普遍不足。因此，游戏需要提供清晰和通俗的说明。同时，在老年人玩游戏期间，应该提供积极的反馈和成功的经验来鼓励他们。Brox 等人进一步认为，当老年人实现其目标时，提供及时的游戏反

---

① GERLING K M, SCHILD J, MASUCH M. Exergaming for elderly persons: analyzing player experience and performance. In EIBL M. Mensch & computer. Chemnitz: Oldenbourg Wissenschaftsverlag, 2011: 401-411.

② SCHUTTER B D, ABEELE V V. Meaningful play in elderly life. Montreal: the International Communication Association, 2008.

③ GERLING K M, SCHULTE F P, MASUCH M. Designing and evaluating digital games for frail elderly persons. Lisbon: the 8th International Conference on Advances in Computer Entertainment Technology, 2011.

馈和传递积极的信息可以增强他们的游戏动机，并为其带来愉悦的游戏体验①。基于这些前期的结论，在针对老年人设计的体感游戏中，所有必需的动作都要通过简单的屏幕演示进行说明介绍，此外游戏的启动也应尽量减少不必要的步骤，减少对特定的技术和知识的需求。一旦玩家完成一项任务或达到一个目标时，游戏应立即提供积极的反馈，这些反馈可以通过愉悦的听觉效果或有趣的视觉效果来实现。游戏中的信息也需要按照老年人偏好的图形元素来呈现，例如，在游戏中加入一些可视化的进度条，并且显示下一项任务的信息，以提醒玩家下一个要进行的步骤等，尽量避免老年人在游戏中因记忆问题出现迷茫的情况。

三、设计方案

基于上述的几个设计准则，为了提高体感游戏作为心理健康干预在老年群体中的接受程度，从而提升其治疗阈下抑郁的效果，本节主要介绍了五款针对老年人原创设计的体感游戏。这五款体感游戏都是在微软 Microsoft 的 Xbox Kinect 平台上开发的，名字分别为 *Skiing*、*Hiking*、*Pikkuli*、*Chinatown Race*、*RehaMed Volleyball*。前面三款游戏由笔者与芬兰的图尔库游戏实验室（Turku Game Lab）联合开发，*Chinatown Race* 由笔者与新加坡的健康与可持续发展城市研究中心联合开发，而最后的 *RehaMed Volleyball* 由笔者与日本的 RehaMed 公司联合开发。以下是这五款游戏的简要说明和设计细节，具体的研发过程可以参考笔者在 2017 年发表的一篇会议论文②：

（一）*Skiing*

在许多国家，滑雪是一种十分流行的娱乐和体育锻炼活动。不仅年轻人喜欢，老年人也喜欢。该游戏主要模拟滑雪的情景，利用雪山和森林作为游戏的语境和内容，因此十分适合老年人的偏好。*Skiing* 的玩法其实非常简单，基本

---

① BROX E, LUQUE L F, EVERTESN G J, et al. Exergames for elderly: social exergames to persuade seniors to increase physical activity. Dublin: the 5th International Conference on Pervasive Computing Technologies for Healthcare (PervasiveHealth), 2011.

② KATAJAPUU N, LUIMULA M, THENG Y L, et al. Benefits of exergame exercise on physical functioning of elderly people. Debrecan: the 8th IEEE International Conference on Cognitive Infocommunications, 2017.

是借鉴双板滑雪技术设计的。这对于那些有过越野滑雪经验的人来说相对容易。在进行游戏之前，玩家需要做一个简单的校准。当开始玩游戏时，玩家会控制滑雪板前进并在沿途滑过许多指定的"门"。此外，玩家需要避开一些障碍物，避免摔倒在滑雪道上。

在游戏过程中，玩家必须双手握紧，就像在操纵两支撑竿一样。为了让滑板持续向前推进，玩家需要前后不停地划动双臂。如果他们划动的频率加快，那么滑雪板的速度也会加快。为了沿着滑雪道前进并顺利通过沿途的"门"，玩家需要将身体向左或向右倾斜，从而实现向左或向右移动。在遇到上坡和下坡的时候，玩家需要适当加速或减速。这些操作动作都比较简单而且单一，因此对老年玩家来说不会很困难。当玩家到达终点线时，得分会弹出并显示玩家的总游戏时间以及成功通过的"门"的数量。游戏的界面清晰简单，老年人能够很好地理解和适应。

（二）*Hiking*

Hiking 是一个模拟丛林徒步的游戏，它由三个关卡组成。在第一关里，玩家会进入模拟北欧的森林环境，在里面尽情散步和探索。玩家不但能看到成排的松树和云杉，还有机会遇见麋鹿和鸟。在第二关里，玩家会沿着一条美丽的河流独自划舟，直到在某个山脚下上岸。在划舟过程中，玩家会看到鲑鱼在独木舟前跳跃，以及遇见在河边觅食的动物。在最后一关里，玩家需要爬山。与第一关相比，这关的移动会变得更加垂直，需要借助堤道和梯子往上爬。在玩家攀爬的过程中，刺猬这类动物会偶尔出没。

这款游戏既支持单人模式，也支持双人模式。在双人模式中，玩家可以邀请同伴一同进行徒步和探险，一起领略自然风光。这种设定非常符合老年人的需要，使其在缓慢运动中增强社交互动。为了减轻玩家的认知负担，游戏也提供了简易的导航系统。玩家还可以通过一个垂直的进度条来了解目前的游戏状态，同时在进度条里会看到需要拍照的任务位置。只有在指定位置拍摄到指定的动物和有趣的事件，才能够提升游戏的分数。而拍摄出来的照片甚至可以在玩家后与其他同伴进行共享。

（三）*Pikkuli*

Pikkuli 的灵感来源于芬兰 Sun In Eye Production 公司出品的动画系列。该动

画主要由 26 个 5 分钟的小故事组成，故事背景是一只叫皮库利（Pikkuli）的小鸟不愿意学习飞翔，而是整天去游泳。基于这个故事背景，通过 Microsoft Kinect 的传感技术，*Pikkuli* 在体感游戏平台上重现了。在这个游戏里，玩家有两个运动模式。在第一个运动模式中，玩家需要借助可视化的引导图标，帮助 Pikkuli 和他的朋友们从右侧的树枝移到左侧的树枝。这个模式主要训练玩家的混合运动技能和注意力集中程度。玩家需要通过左右手的上下摆动来移动左右树枝。在第二个运动模式中，玩家需要同时上下摆动双手来让小鸟进行飞行。在飞行过程中，玩家还需要控制小鸟避开障碍物（如其他鸟类、云层和树木），以及收集奖励。这个游戏的内容较为轻松休闲，运动强度也适合老年人的身体状况。

（四）*Chinatown Race*

Chinatown Race 的背景是新加坡的唐人街，玩家将会在这个街道上奔跑，同时也要避开障碍物和过马路的人，通过收集硬币物品来提升游戏分数。游戏目标是锻炼老年人膝盖的抬举能力和身体摇摆能力。玩家需要反复抬脚来提高游戏中角色的奔跑速度，并且利用身体的左右倾斜来控制左右转向。除了游戏主题比较适合老年人的偏好以外，这款游戏也支持多人模式。在多人模式中，老年人既可以选择与同伴一起合作来创造更高的游戏分数，也可以选择与其进行竞争，在同样时间内比较每个人的分数高低。

（五）*RehaMed Volleyball*

RehaMed Volleyball 是模拟排球运动的现实增强游戏（augmented reality game）。在游戏中，老年人需要使用双臂来进行游戏。玩家的操作与现实的排球运动动作基本一致，主要是锻炼手臂的弯曲和伸展，用手向上拍打虚拟的排球以保证其不落地。玩家还需要扭动躯干、向前或者向后倾斜以接触到排球。游戏的主要目标是提升老年人运动的交互性，鼓励老年人积极参与有趣的运动。

第二节 适老性游戏的实证分析

一、效果假设

这五款新开发的体感游戏难度适中，而且只需简单的动作即可完成，促使玩家获得一种"技能掌握"的体验，而在真正的锻炼环境中（尤其是体育锻炼）通常很难获得这种体验。此外，这些体感游戏中的设置可以受到更多控制，并且消除了可能使操作变得更加困难的各种环境因素。在玩这 5 款游戏时，老年人的自我效能感可能会提升。

另外，先前的研究表明体感游戏能够增进社交互动并促进玩家之间的友谊，从而降低社会孤立和孤独感的风险[①]。一个由 Kahlbaugh 主导的为期 10 周的研究显示，玩过 Wii 的老年人的孤独感比看电视的孤独感低[②]。因此可以预测体感游戏在降低老年人孤独感方面会有显著的效果。与无聊的传统运动不同，体感游戏提供了一种新的交互方式来让人们参与到体育运动中。电子游戏功能的出现增加了玩家的动力和乐趣，这些动力可能有助于玩家在玩游戏时建立更积极的情绪。Gao 等人的研究指出体感游戏比传统的跑步机锻炼程序更有趣[③]。此外，增加的乐趣和积极情绪可能有助于提升玩家对生活的满意度。然而，截至目前，还没有研究探讨体感游戏对生活满意度的影响。由于这 5 款体感游戏的设计主题都符合老年人的兴趣，并且具备满足他们生理心理需求的界面，因此可以预测体感游戏将提升国内老年人的运动乐趣和生活满意度。

---

① MUELLER F, AGAMANOLIS S, PICARD R, et al. Exertion interfaces: sports over a distance for social bonding and fun. Florida: The Proceedings of the SIGCHI Conference on Human Factors in Computing Systems, 2003.

② KAHLBAUGH P, SPERANDIO A, CARLSON A, et al. Effects of playing Wii on well-being in the elderly: physical activity, loneliness, and mood. Activities, adaptation and aging, 2011, 35 (4): 331–344.

③ GAO Y, MANDRYK R L. The acute cognitive benefits of casual exergame play. Austin: the CHI, 2012.

二、实验设计

本章通过一项前后测的对照实验方法验证这 5 种体感游戏对老年人社会心理健康的效果。目标研究对象的招募条件如下：① 65 岁及以上的社区老年人；②能够胜任基本的锻炼活动。该研究排除了身体有严重缺陷（如残疾）或认知障碍（如帕金森综合征）的患者。实验前，被试被随机分配到 3 个不同的实验组中，分别是体感游戏组、传统运动组以及对照组。

在体感游戏组中，每个被试需要玩 5 款游戏，每次约 50 分钟，每周玩 2 次，持续 6 周。传统运动组的游戏频率和体感游戏组相同，只不过将体感游戏换成了普通的上下肢运动（如在矮凳上踏步、玩弹跳球等）和伸展运动（如拉伸腿筋、上背部、手臂、胸部肌肉和臀部屈肌等）。体感游戏组和传统运动组的实验独立开展，均受到一名物理治疗学博士生和几名学生助理的监督，以确保运动的安全性。如果被试在进行体感游戏或传统运动时遇到问题，学生助理会提供必要的帮助。对照组的被试在这 6 周内继续正常的生活，但为保证公平，在实验结束后也会安排他们接受运动指导。在测试前后阶段，每个被试均需完成 1 份评估社会心理健康状况的问卷。有阅读或者视力障碍的被试通过学生助理面对面访谈的方式完成问卷。调查问卷主要包括以下 4 个重要的社会心理量表：

（1）自我效能感。本问卷采用了一般自我效能感量表的 6 个问题，以测量实验前后被试的自我效能感。此量表在心理学中广泛使用，具有很高的内部一致性和重测的可靠性。它使用李克特四点量表，从 1 "完全不正确"到 4 "完全正确"来评价诸如"如果有人反对我，我可以找到/获得我想要的东西的方式和方法"或"我很容易坚持自己的目标并实现自己的目标"等问题。分数越高表明被试的自我效能感越高。

（2）孤独感。实验前后的孤独程度均通过加州大学洛杉矶分校孤独感量表的缩减版①来进行评估。这个量表一共有 8 个问题，用于测量被试的孤独感，使用李克特四点量表，其值的范围从 1 "从不"到 4 "始终"。分数越高表明被试的孤独感越强烈。

---

① HAYS R D, DIMATTEO M R. A short-form measure of loneliness. Journal of personality assessment, 1987, 51 (1): 69 - 81.

（3）运动乐趣。本问卷采用了体育锻炼享受量表（PACES）的 5 个问题。这些问题可以评估被试对运动的感觉，每个问题都由李克特五点量表来测量，从 1"运动非常不愉快"到 5"运动非常愉快"。分数越高表示被试越享受运动。

（4）生活满意度。本问卷使用生活满意度量表（SWLS）① 的 5 个问题来测量干预前后老年人的总体生活满意度。SWLS 是在临床和社区环境中通用的量表，适合不同年龄群体使用。被试对每个问题从 1"非常不同意"至 7"非常同意"来进行评估。分数越高表明被试的生活满意度越高。

三、实验结论

本次实验一共招募了 30 名老年人，平均年龄为 71.34 岁（方差为 6.62）。他们均来自社区老年活动中心，包括 9 名男性和 21 名女性，大部分具有良好的运动和认知能力。只有 4 名被试在没有助行器的情况下难以行走，3 名被试有诸如早期阿尔兹海默病的认知障碍，但这些都不影响他们参与实验。表 7-1 呈现了实验前后 3 组的年龄结构和社会心理属性的对比。单因素方差分析（ANOVA）的结果表明，在实验开始时，3 组被试在年龄、性别、活动能力和认知能力方面没有系统性的差异。在 6 周的游戏后，重复测量方差分析的结果显示，在自我效能感、孤独感和生活满意度方面，时间（实验前与实验后）和组别（体感游戏组、传统锻炼组、对照组）之间没有显著的交互效应。之后运用 Bonferroni 校正方法进行了变量之间的事后检验，发现体感游戏组比传统运动组（$p = 0.092$）和对照组（$p = 0.044$）都显著地（或接近显著地）更有运动乐趣。值得一提的是，尽管差异不显著，但是体感游戏组的被试比传统游戏组或对照组的自我效能感数值更低。就孤独感和生活满意度而言，这 3 个组的差异并不明显。

---

① DIENER E, EMMONS R A, LARSEN R J, et al. The satisfaction with life scale. Journal of personality assessment, 1985, 49（1）: 71-75.

表 7 - 1　实验中 3 组的对比

因素	体感游戏组 n = 10	传统运动组 n = 10	对照组 n = 10	组间差异
年龄	71.00 (6.58)	71.60 (5.15)	71.40 (8.46)	$F(2,27) = 0.02$, $p = 0.982$
性别（女性）*	7 (70%)	8 (80%)	6 (60%)	$F(2,27) = 0.45$, $p = 0.644$
活动能力（独立行走少于 10 米）*	3 (30%)	1 (10%)	0 (0%)	$\chi^2 = 3.36$, $p = 0.186$
认知能力（有认知障碍）*	2 (20%)	1 (10%)	0 (0%)	$\chi^2 = 1.07$, $p = 0.585$
自我效能感（实验前）	16.40 (2.84)	17.00 (4.03)	17.80 (4.34)	交互效果：$F(2,27) = 1.322$, $p = 0.283$ 事后检验：
自我效能感（实验后）	14.50 (1.01)	16.80 (1.01)	18.40 (1.01)	体感游戏组对比传统游戏组：$p = 0.833$ 体感游戏组对比对照组：$p = 0.183$
孤独感（实验前）	16.00 (3.27)	14.80 (4.57)	14.00 (6.60)	交互效果：$F(2,27) = 2.211$, $p = 0.129$ 事后检验：
孤独感（实验后）	12.90 (1.29)	14.40 (1.29)	15.20 (1.29)	体感游戏组对比传统游戏组：$p = 0.999$ 体感游戏组对比对照组：$p = 0.999$

（续上表）

因素	体感游戏组 $n = 10$	传统运动组 $n = 10$	对照组 $n = 10$	组间差异
生活满意度（实验前）	27.00 （3.83）	25.60 （6.62）	28.60 （5.95）	交互效果：$F(2,27) = 1.535$，$p = 0.234$ 事后检验： 体感游戏组对比传统游戏组：$p = 0.999$
生活满意度（实验后）	27.60 （1.64）	29.20 （1.64）	27.70 （1.64）	体感游戏组对比对照组： $p = 0.999$
运动乐趣（实验后）	24.40 （0.65）	22.30 （0.65）	22.00 （0.65）	事后检验： 体感游戏组对比传统游戏组：$p = 0.092$； 体感游戏组对比对照组： $p = 0.044$

注：以上数据以"平局值（方差）"的形式呈现。

* 数据以"数值（百分比）"的形式呈现。

第三节 适老性游戏的应用前景

在老年人的健康护理方面，体感游戏逐渐得到越来越多的关注，然而有关老年人体感游戏的研究仍然停留在起步阶段，还有待发展。对于老年人而言，使用体感游戏仍有一定的难度，而当下的研究正是直面这个挑战，并探讨体感游戏怎样才能为老年人带来更多的福祉。本研究中的五款创新体感游戏都是面向老年人开发的，对比其他市面上发行的体感游戏，这五款体感游戏在开发时侧重考虑老年玩家的兴趣点、身体机能情况，在游戏操作及信息呈现上进行了有针对性的设计。

一、降低技术门槛

本实验的结果表明，比起传统运动组和对照组的情况来说，体感游戏更能使老年人体会到运动的快乐。这表明体感游戏可以巧妙融合娱乐元素，使老年人享受游戏的过程。此前的研究同样表明，商业化的体感游戏也能使老年人感受到运动的快乐。在 Bird 等人的一项试点研究中[①]，老年人在 Kinect 体感游戏中能够获得很大的快感，而另一项前后测的研究也表明 Wii *Fit* 体感游戏有同样的效果[②]。本研究采取组间实验设计，进一步证明了玩家在参与体感游戏时更能获得运动快感，这对于老年玩家来说非常重要。因为越快乐，他们就越有可能参与运动锻炼。参与运动锻炼对老年人来说一直是一个大难题：由于年老体衰，他们比其他年龄段的人更不愿意运动。正因为这五款体感运动是针对老年人的需求而开发的，能够有效降低老年人参与运动的门槛，因此在改进老年人生活习惯方面，这些体感游戏或许是一个不错的选择。

另外有趣的一点是，尽管在数据上不明显，体感游戏组被试的自我效能感更低，这与我们一开始的预测相悖，也有悖于先前研究所提出的电子游戏可以提高自我效能感的观点。因此，我们推测这五款体感游戏仍需要改进设计，尤其是在上手难度上。由于年龄较大，部分老年人可能依然难以沉浸到体感游戏中。这可能间接影响了他们的自我效能感。通过实验中的直接观察发现，有些被试常常忘记游戏的步骤或跟不上游戏节拍，因此若想提高老年人的自我效能感，就需要开发更容易上手的体感游戏。

二、提升社会心理效应

体感游戏组、传统运动组和对照组在影响孤独感方面的差异并不明显，可能是因为三个组的被试都是独自进行游戏的，而在这种情况下被试均缺乏充分

① BIRD M L, CLARK B, MILLAR J, et al. Exposure to "exergames" increases older adults' perception of the usefulness of technology for improving health and physical activity: a pilot study. JMIR serious games, 2015, 3 (2): e8.

② AGMON M, PERRY C K, PHELAN E, et al. A pilot study of Wii fit exergames to improve balance in older adults. Journal of geriatric physical therapy, 2011, 34 (4): 161－167.

的社交互动。并且这三个组的生活满意度没有显著的差异，可能是因为生活满意度主要受长期生活的影响——而仅仅为期六周的体感游戏或体育运动只能收获短期的社会心理方面的快感，并不能影响长期维度的生活满意度。与此同时，由于样本量较小，其他生活琐事（如家庭冲突）或老年活动中心的活动也可能影响被试在实验期间的自我效能感和生活满意度。

本章的结论为改进针对老年人开发的体感游戏提供了不少的参考和启发。体感游戏是体育运动与电子游戏的结合体，它巧妙地将娱乐元素融入游戏，可以提高玩家整体的游戏体验。进一步说，通过提高老年人参与体感游戏的热情，可以改善他们的身心健康。除娱乐性以外，针对老年人开发的体感游戏也应考虑较低的上手难度。简单的游戏系统与游戏任务可以消除老年人对于科技的"恐惧"并提高其自我效能感，进而提升其社会心理健康。

为了更好地测试这些适老性体感游戏的社会心理作用，未来的研究需要设定一个更长的实验周期。为期六周的实验可能只起到了短期的效果，在长期的社会心理上难以产生明显的影响。若是研究老年人长期参与体感游戏的效果，应该会得出更加有价值的研究成果。此外，本次实验验证的是五款体感游戏的整体效果，而不是每款游戏单独对老年人的影响。因此，在未来的研究中，进一步探讨每款体感游戏对老年人的不同影响是十分有必要且有意义的。

本章小结

　　体感游戏越来越多地被运用于老年人群的健康保健领域，然而目前市场上的大多数体感游戏并不是为这个年龄段的人群设计的。本章介绍了五款针对老年人身心状况而开发的体感游戏，并评估了它们对老年人社会心理效应的影响。这五款体感游戏是由笔者与芬兰、新加坡和日本的技术团队共同开发的，其中游戏主题、难度和用户界面是专门为适应老年人的情况而设计的。通过与传统运动和照常护理两种情景进行比较，组间前后测的实验研究发现，新款的体感游戏能够更好地提升老年人的运动享受程度。不过在自我效能感、孤独感和生活满意度的提升方面，这些体感游戏均未检测到比其他两组更显著的效果。本章的研究强调了体感游戏中的运动乐趣和娱乐元素对其社会心理效应影响，并呼吁未来体感游戏设计要为老年人提供更简单的交互系统和更轻松的游戏任务。

第八章 中国老年抑郁干预的发展方向

本章将会从社会文化的同异角度,深入讨论体感技术作为老年抑郁干预在中国所扮演的重要角色以及未来的发展方向。同时回应《"健康中国2030"规划纲要》的政策目标,从社会和国家层面,详细分析体感化的老年抑郁干预在具体环境下实施过程中存在的问题和可能的解决方案,并提出相应的指导意见和政策支持。

第一节 中国老年群体与抑郁症

一、中国老年心理问题

随着人口老龄化进程加深加重,老龄化带来的问题日益凸显。第七次全国人口普查显示,中国60岁及以上人口超2.6亿,占总人口的18.70%,老龄化程度进一步加深,并且高于全球的平均水平。目前我国老年人心理健康水平呈下降趋势,心理问题是导致原发性高血压、消化性溃疡、自杀等的主要因素[1],现如今应当采取有效措施提高老年人心理健康水平。

据世界卫生组织估算,中国当前有5 400万人正在被抑郁症困扰[2]。《2005—2017年中国疾病负担研究报告》表明,抑郁症在2017年中国因非致死性疾病导致的伤残损失健康生命年(YLD)最多的疾病中排名第2位[3]。2018

---

① 杜睿,江光荣. 自杀行为:影响因素、理论模型及研究展望. 心理科学进展,2015,23(8):1437 – 1452.

② World Health Organization. Mental Health in China. https://www.who.int/china/health-topics/mental-health.

③ 殷鹏,齐金蕾,刘韫宁,等. 2005—2017年中国疾病负担研究报告. 中国循环杂志,2019,34(12):1145 – 1154.

年的数据显示，65 岁以上老年人群抑郁症的患病率审慎估计在 12.5% 左右，甚至某些估计范围将近 50%。我国老年群体基数大，老年抑郁问题不容乐观。有研究显示，截至 2019 年，中国老年人的抑郁患病率高于 25%①，而老年人一旦患上抑郁症，往往伴随着认知功能障碍②，会增加中风风险以及心血管相关疾病的死亡率③。这不仅造成老年人生活质量下降，由此带来的家庭照料压力与医疗支出激增等问题更不利于老年抑郁的缓解。

抑郁在中国不仅是一个公共卫生问题，也是一个社会经济问题。随着中国老龄化程度的不断加深，老年居民的健康愈加受到国家和社会的关注，由于处于老龄阶段，他们很容易出现情绪低落、孤独、失落和被遗弃感，进而出现抑郁症状，相关研究表明抑郁已成为老年人最常见的精神障碍之一④。老年抑郁不仅患病率高，还具有难发现、难治疗的特征。一是因为抑郁本身不易被发现，识别率、诊断率低；二是老年人自身未意识到需要精神卫生专科医生的服务，对心理疾病的重视度不够；三是老年抑郁无法自然恢复，需依靠一定的干预手段来缓解老年抑郁的症状。随着我国经济社会的发展，不仅是养老，如何有效提升老年人晚年生活水平也越来越受到重视，一方面是生理层面的照护，另一方面则是老年人心理健康需要。相对而言，城市社区老年人的心理健康需求，特别是抑郁情绪，更为显著。

二、常见的抑郁干预手段

研究表明，有氧运动可通过提高自我效能感、分散注意力、增加内啡肽分泌来减轻抑郁症状。有氧运动是人体在氧气供应充分的情况下进行运动锻炼的一种状态，但常规的有氧运动如跑步、游泳、骑行等运动强度较大，安全性也较差，并且容易受到场地或器材的限制，不适合老年群体。相比之下，舞蹈等

---

① 荣健，戈艳红，孟娜娜，等. 2010—2019 年中国老年人抑郁症患病率的 Meta 分析. 中国循证医学杂志，2020，20（1）：26 – 31.

② 孙丹丹，孙朵朵，索靖东，等. 抑郁在老年人社会参与和认知功能间的中介作用. 中华疾病控制杂志，2022，26（2）：212 – 217.

③ HÖRNSTEN C, LÖVHEIM H, NORDSTRMÖM P, et al. The prevalence of stroke and depression and factors associated with depression in elderly people with and without stroke. BMC geriatrics, 2016（16）：174.

④ 荣健，戈艳红，孟娜娜，等. 2010—2019 年中国老年人抑郁症患病率的 Meta 分析. 中国循证医学杂志，2020，20（1）：26 – 31.

健身操作为一种操作简单且趣味性强的有氧运动，可以缓解个体的心理波动、舒缓情绪、释放压力，十分适合老年群体。

（一）广场舞

2015 年 10 月，国家体育总局社会体育中心首次出版了广场舞竞赛规则，将广场舞定义为"一种采用徒手或持轻器械等动作，在热情、欢快的音乐伴奏下和宽敞的场地中进行的具有健身功效与审美情趣的群众性舞蹈"[①]。广场舞是结合中国当代社会的文化特点形成的一种将音乐疗法与舞动疗法相结合的运动形式。基于中国时代特征和地域文化特征形成的广场舞具有强身健体、欢快自娱、促进社交等特点，并且因其简单、热情、欢快的表演内容和有趣、轻松、自由的气氛而深受中国老年人的青睐。广场舞融合了躯体运动、肢体协调、音乐体验以及社交等因素，简单方便、安全性高、趣味性强并且成本低，可促进老年人的社会交往，缓解不良情绪，在社会环境中具有良好的应用前景。现有研究显示，广场舞可有效延缓老年人认知功能衰退[②]，改善空巢老人和中老年妇女的抑郁症状[③]。研究显示，集体运动可以促进社会交往，对老年人心理健康具有保护性积极作用，集体运动的形式也有利于提高老年人的运动依从性，进而提高老年抑郁的干预效果，但老年人难以适应舞厅的气氛，而广场舞是一种存在于社区和街道的群体性舞蹈，十分适合老年人。研究显示，广场舞可促使老年人表达内心情感，增加社会交往，增强老年人的团体归属感，并调节其情绪状态[④]。有研究发现，广场舞作为一种结合运动、舞蹈、音乐、社交等因素的干预方式，能有效改善老年 MCI（轻度认知障碍）患者的认知功能和抑郁症状[⑤]。

[①]　国家体育总局社会体育指导中心，中国社会体育指导员协会. 2015 年全国广场舞大赛竞赛规程.（2015 – 09 – 22）. https://www.sport.gov.cn/stzx/n5434/c642180/content.html.

[②]　陈志强. 广场舞蹈运动干预对老年人认知功能影响的研究. 中国农村卫生事业管理，2014，34（7）：879 – 881.

[③]　汪星梅，罗文建，陈小异. 跳广场舞对老年人身心健康的影响. 中国老年学杂志，2014，34（2）：477 – 478.

[④]　宋晓月，苏媛媛，孙丹，等. 广场舞对中老年人健康的作用及社区保健护理模式的构想. 护理研究，2017（17）：2056 – 2058.

[⑤]　赵禹. 广场舞对老年轻度认知障碍合并抑郁症状患者的干预效果研究. 北京：北京协和医学院，2019.

（二）太极拳

太极拳作为一种内外兼修、刚柔相济的传统拳术，在练习过程中需要心静体松、凝神静气，将意念与动作结合起来，它可调节人的情绪，消除锻炼者的烦恼以及缓解他们内心的冲突，使锻炼者产生躯体舒适、心情愉快的感觉。太极拳在老年人焦虑情绪改善方面更易产生心理裨益。太极拳强调以意念来带动躯体，是一种需要集中注意力，通过意识主导进行的调神、调心的运动，可以达到改善老年人认知功能和抑郁症状的目的。有研究表明，太极拳能够有效改善 MCI 老年患者的认知功能，特别是对改善记忆力和执行能力具有良好的效果，太极拳因此也在 MCI 领域受到了越来越多的关注。而且太极拳动作柔和缓慢、形式富于变化、不受器械和场地限制的特点，有助于其在社区广泛推广，发挥延缓或降低阿尔茨海默病发生的作用[1]。李文龙等[2]研究认为此项运动能明显改善患者的抑郁情绪。

综上所述，适当的体育锻炼可以有效预防老年抑郁的症状，老年群体参加体育锻炼可以提升自我概念和自我价值以及主观幸福感，除此之外也可以减轻焦虑、失落和孤独的情绪，有助于保持心情愉悦。

第二节　中国推行体感技术干预老年抑郁的可行性

国家卫生健康委党组成员、全国老龄办常务副主任王建军曾表示："健康老龄化是推进健康中国战略的重要内容，也是实施积极应对人口老龄化国家战略的重要举措。"当下，解决我国老年人"长寿不健康"的问题刻不容缓，有效干预老年抑郁已经成为迫切需求。立足于我国国情，从国家政策、社区家庭、技术平台等角度来看，推行体感技术以干预老年抑郁在我国有着较高的可行性和可观的发展前景，可见未来，体感技术将在干预老年抑郁中扮演重要的角色，辅助健康老龄化的推进。

---

① 王乾贝. 太极拳运动对社区轻度认知障碍老年人认知功能的影响. 北京：北京协和医学院，2016.

② 李文龙，向秋平，范铜钢. 太极拳对轻度认知功能障碍患者认知功能影响的 Meta 分析. 中医临床研究，2021，13（10）：129 – 136.

• • •　• • •

一、政策助推

早在 2016 年，中共中央、国务院印发的《"健康中国 2030" 规划纲要》第十章第二节"促进健康老龄化"就已明确提出要"推动开展老年心理健康与关怀服务，加强老年痴呆症等的有效干预"的要求①，充分表明我国对老年群体心理健康状况的关切和对老年人心理疾病干预的重视。抑郁症作为老年群体最常见的心理疾病之一，会给老年人的身心健康带来诸多困扰和不良影响，因而需要更加丰富有效的干预治疗手段。《纲要》的第二十三章"推动健康科技创新"明确指出要"加强慢病防控、精准医学、智慧医疗等关键技术突破"②，即需不断提升关键技术的水准，并将其实际应用落实到位，为国民健康保驾护航。当下，体感技术已日益完善成熟，已有研究表明，医学技术结合体感技术可以更加有效地帮患者解决问题③，且根据本研究可知，体感游戏能唤起老年人的正向情绪，为老年人搭建更多的社交场景，帮助老年群体减少孤独感和焦虑情绪，从而起到有效改善老年人阈下抑郁的作用。因此，在政策对老年人心理健康的高度关注和对健康科技创新发展的大力支持下，体感科技在未来很有可能会在我国得到更加深入的探究，并被积极应用到老年抑郁干预领域中。

二、养老所需

随着人口老龄化进程的加快，我国需要高质量的养老服务体系。在"创新居家社区养老服务模式"的政策指导下④，家庭养老、社区养老、机构养老等养老模式已逐渐成为新时代我国养老服务模式中的重要组成部分，也将成为干预老年抑郁的重要发力点。

---

① 中共中央，国务院."健康中国 2030"规划纲要.（2016 - 10 - 25）. https://www. gov. cn/zhengce/2016 - 10/25/content_5124174. htm.

② 中共中央，国务院."健康中国 2030"规划纲要.（2016 - 10 - 25）. https://www. gov. cn/zhengce/2016 - 10/25/content_5124174. htm.

③ 魏靖野，郭玥."体感技术"在自闭症医疗上的应用研究. 中国设备工程，2020（6）：144 - 145.

④ 中共中央，国务院. 中共中央 国务院关于加强新时代老龄工作的意见.（2021 - 11 - 18）. https://www. gov. cn/zhengce/2021 - 11/24/content_5653181. htm.

　　家庭养老是以家庭为整体，以家庭成员为责任主体，为老年人提供生理上的照顾和供养，满足老年人心理上的依赖和需求的养老服务模式①。但是，目前家庭养老也面临着养老功能逐步弱化的问题，子女支持较为欠缺，老年人缺少精神慰藉②，这都容易加重老年群体的心理负担和精神压力，不利于老年人抑郁症的恢复与治疗。而体感游戏则可以在家庭中充分发挥其效用：首先，体感游戏具有很高的便捷性，无需外出，在家庭场景中就可以轻松游玩；其次，体感游戏能充分调动子女的积极性，让子女以其较为感兴趣的方式陪伴老人，为双方提供沟通的机会和场景。同时，在游戏过程中，无论是讲解游戏规则还是在游戏中对战，体感游戏都可以促进子女和老人的交流互动，为陪伴和沟通搭建桥梁，让子女为老人提供更多的情感支持，缓解老年群体的抑郁心理。因此，体感技术能够应用于家庭养老的模式中，并充分发挥其干预老年抑郁的作用。

　　机构养老指由养老机构中的照护人员对入住机构的老年群体提供服务与照顾③，能够有效解决部分老年人在生活照料、康复护理等方面的养老需求④。但是，目前机构养老主要集中提供"养"的服务，其他服务功能的类型较为单一，老人医疗康复护理和精神文化的需求难以得到满足⑤，抑郁老人更难以得到充分有效的关照和治疗。而体感游戏同样能够应用于机构养老的模式中：养老机构可以充分发挥资金充足、空间宽敞等方面的优势，引入体感游戏，丰富养老机构的服务项目，机构专业的照护团队也可以利用体感游戏对抑郁老人进行积极引导，让抑郁老人通过体感游戏有更多和同伴相处的机会，促进与同伴的情感交流互动，从而逐步降低其抑郁的程度，并进一步提升机构养老在满足老年群体精神文化层面需求的水平。

　　除此之外，养老政策的重点还在于加强对基层养老服务设施建设和项目的扶持，以满足老年人精神需要为出发点，构建一个以社区为单位的新型养老服

　　① 王彦华，刘鑫，魏满堂. 社会支持视角下家庭养老困境与对策：以河北省 W 县为例. 河北工程大学学报（社会科学版），2022，39（4）：27-32.
　　② 孙翔，孟瑞霞，雒季. 传统孝文化对城市家庭养老的启示. 西北成人教育学院学报，2020（5）：53-56.
　　③ 景楠. "望闻问切"把脉养老机构健康发展. 人民论坛，2020（2）：82-83.
　　④ 宗晓丽，肖江波. 民族地区机构养老服务政策执行影响因素探析：以甘南藏族自治州为例. 北方民族大学学报（哲学社会科学版），2021（2）：120-128.
　　⑤ 李凯，董金权. 养老服务高质量发展视域下我国主要养老模式比较、困境与进路. 中国卫生事业管理，2020（9）：647-653，661.

务体系[①]。目前，社区作为社会治理的基本单元，已经逐渐成为老年人享受社会化养老服务的重要依托[②]。因此，社区养老模式拥有强有力的政策支持，能够充分吸收更多现有的社会资本，统筹整合优质资源，这都有利于体感科技的采纳和应用。同时，社区中有老年人熟悉的生活环境和亲朋好友，提供体感游戏服务可以进一步发挥社区养老模式在干预老年抑郁方面的优势，让抑郁老人通过体感游戏获得亲友的陪伴，减少陌生孤独感，满足自己的情感需求。

三、技术发展前景较好

目前，国内已经有公司着力于体感技术的应用和体感游戏的开发，如 TCL、阿里云、华硕等企业先后推出了一系列体感游戏，并以家庭娱乐为主题将其进行推广。同时，国内厂商也开始在体感技术的研发上发力，电视厂商如长虹、TCL、海信、创维等品牌陆续推出了带有体感游戏功能的智能电视，游戏厂商小霸王携手阿里云共同发布了一款智能体感游戏机，其他科技公司也推出了"体感沙发""动感赛车模拟器"等产品，都在尝试推动体感技术在国内的普及。总体而言，国内体感技术有着较为可观的发展市场，且有越来越多的公司开始加入体感技术和体感游戏研发推广的赛道，相关技术的研发水平也逐渐能与国际水平相匹敌，且整体硬件价格相对较低，支持多种操作系统，这些都是我国体感技术能够持续发展的明显优势。因此，国内整体的体感技术开发环境正在逐渐走向成熟，有着较为广阔的发展前景，未来能够为体感技术在老年抑郁干预领域的应用提供更多的硬件和技术支持。

第三节　中国推行体感科技过程中产生的问题

体感游戏自发展以来，在教育、娱乐、医疗等领域有着重要的作用。现在体感游戏已应用于老年人康复医疗领域，其可行性和优越性也已得到证实。体

①　郑岩，孙蕊. 社区嵌入式养老模式 SWOT 分析及发展策略. 经济研究导刊，2021（29）：60 - 62.

②　陈飞，陈琳. 健全养老服务体系：社区养老支持与老龄健康. 财经研究，2023，49（2）：49 - 63.

感康复游戏的发展呈现出游戏背景社交化、游戏内容多样化和中国化、康复功能集成化的特点①。但由于市场尚未成熟，技术不够完善，银发群体消费习惯尚未养成，因此体感游戏的推行面临着一定的挑战。

一、体感科技市场潜力有待挖掘

目前很多实证研究已经证实体感游戏是一种新的体力活动，国内外对其展开了一系列的研究。在学术界的研究证实下，体感游戏逐渐在国内外普及推广，而且现在也开始向家庭娱乐方面靠拢，提倡多人游戏、家庭游戏等。但此领域的研究仍处于初始阶段，体感科技市场潜力有待挖掘。

首先，目前我国大部分人对体感运动的了解较少，知道的仅限于一些爱玩游戏的年轻人。艾瑞咨询 2015 年发布的《中国主机类体感游戏研究报告》指出，受国内游戏产业影响，体感游戏玩家多为深度游戏爱好者，年长者与低龄用户很少有机会接触游戏，用户习惯的改变还需要时间，因此体感游戏的普及推广还有很大空间。

其次，体感游戏的门槛较高，高定价、对空间和设备的高要求让很多用户望而却步。进入 2020 年，受不可抗力影响，年轻人在家会借助游戏打发时间，体感游戏迅速受到追捧，但同时也带动了游戏行业多款产品价格接连上涨。2023 年任天堂体感健身游戏主机套装在电商平台的售价仍然近 2 000 元。虽然近年来体感游戏的热度逐渐下降，但是价格仍然偏高，用户需要一定的经济基础才能参与消费。

最后，由于我国主机游戏禁令在 2019 年全面解除②，2000—2019 年的禁令极大程度上限制了体感游戏的发展，而在此期间电脑端游戏和移动游戏蓬勃发展，已经占据了一定的市场份额。国内游戏机产业已经失去了发展的黄金 10 年，面对电脑网络游戏占领大部分市场的局面，游戏机产业想要夺回地盘，将有一段很长的路要走。

---

① 纪翔，饶培伦. 体感游戏在中国老年人康复领域的研究进展. 中国康复医学杂志，2016，31（9）：1036 – 1039.

② 商务部对外贸易司. 文化部关于允许内外资企业从事游戏游艺设备生产和销售的通知.（2015 – 07 – 27）. http://www.mofcom.gov.cn/article/b/e/201507/20150701061577.shtml.

二、体感科技核心技术仍需完善

体感交互技术是一种直接利用躯体的动作、声音和眼球转动等方式与周边的装置或环境进行互动的智能人机交互技术。体感互动系统综合了计算机、动作捕捉和虚拟现实等多种技术，但在应用上仍受到硬件的制约。以体感交互技术中的动作捕捉为例，目前存在的动作捕捉技术主要有光学式、机械式、惯性式与电磁式四种，除惯性式以外的三种技术均受距离限制，但由于惯性式误差积累快，目前还没有完全成熟的应用。首先，在环境所呈现出的真实性这方面，体感技术仍未达到预期。在未来的研究中，还需要利用合适的力学、动力学等技术手段增强其真实感。除此之外，体感交互技术在采样、信号转换和处理、关键节点识别和数据分析等方面均需要大量投入[①]。其次，体感游戏控制系统本身不够完善，部分体感设备仍然需要依靠外接设备来实现操控，而投影式无外接体感游戏又缺少稳定性，尤其是在空间有限的家中很难施展，这一点也降低了很多用户的购买欲望。最后，设备的服务成本、维护成本很高，这不仅给经营商造成了难题，而且很难吸引用户长期使用。

庞小月等学者从人因学角度出发，认为体感交互设备存在以下问题：①肢体姿势设计的人因学问题。目前设备所采用的大多数姿势，特别是手势，既不自然也不容易学习与记忆，对用户快速学习并使用相关设备造成了一定的障碍。②体感交互的反馈问题。用户的肢体动作是稍纵即逝的，不留下任何可见痕迹。而体感交互的信息反馈主要来自视、听通道，如何有效提供合适的反馈和提供多模态反馈还需要进一步的研究和技术提升。③体感交互的可靠性问题。不同于传统的交互方式，在体感交互中用户可能会在无意间做出某个动作，并可能触发某个相关功能。这将导致用户无法理解系统的当前状态或操作与结果间的关联，使得用户对系统的控制感下降甚至丧失。④动作识别的精确性问题。目前市面上的体感科技产品虽然已经能非接触地测量人体骨骼、动态追踪肢体动作，但它对精细动作的识别仍存在不足。在体感交互中存在着动作误识别、过度识别、输入延迟等问题，极大影响人机交互的流畅性。⑤特殊群体的使用问

---

① 刘彦，李泓池，张昊男，等. 体感交互技术在医学领域中应用的前沿与趋势. 中国数字医学，2022，17（1）：95–100.

题。现有的体感交互系统主要以具有正常行动能力的人群作为目标群体，对特殊环境、用户尤其是老年群体的使用缺乏相关支持①。

另外，我国不同地区信息技术的发展存在严重的不均衡问题，信息技术发达地区对体感科技的资金支持较多，大数据资源共享、基于 AI 技术的信息管理与交互都为智慧养老建设营造了良好的发展环境，因此信息化水平较高的地区比信息化水平较低的地区体感科技发展较好，进一步加剧了体感科技资源在地区之间的不均衡和不合理分配。

三、银发消费市场尚未成熟

近年来，随着我国人口老龄化程度的日益加深和老年人口绝对数量的增加，老年消费品市场的消费需求量呈现逐渐增加和持续上升的态势，老年消费规模不断扩大，产品和服务供给量和品种不断丰富。但受银发经济福利性和微利性特点的影响，我国企业参与银发经济意愿不高，银发消费市场还存在供需矛盾较大、发展不平衡、规范化程度不高等问题，形成了"政府扶持少、厂家不愿做、商家不愿卖、消费者无处买"的怪圈②。

（一）银发消费市场占有率低

发达国家的老年市场规模大，并且市场从研究和开发到生产与运作已经形成一系列比较成熟和系统的商业经营模式③，构成了良性循环。反观我国，老年消费产品的种类单一、数量有限，老年消费市场的占有率相对较低，许多产品缺乏技术含量或质量不高，主要集中在中低端领域，拥有自主知识产权的产品较少。国内企业大多忽视了老年经济的发展前景，忽视了老年购买力的发展潜能。在全球六万多种老龄产品中，国内市场可见的只有两千多种，而日本则有四万多种④。此外，一些企业在生产老年商品时，事先缺乏详尽的市场调研

---

① 庞小月，郭睿桢，姚乃埌，等. 体感交互人因学研究回顾与展望. 应用心理学，2014，20（3）：243-251.

② 曾红颖，范宪伟. 进一步激发银发消费市场. 宏观经济管理，2019（10）：33-38.

③ 何纪周. 我国老年人消费需求和老年消费品市场研究. 人口学刊，2004，26（3）：49-52.

④ 睢党臣，张婷. 人口老龄化背景下发展银发经济的探讨. 石家庄经济学院学报，2016，39（1）：8-13.

和细分,他们往往将老年群体刻板印象化,不深入探究该群体的内核需求,以一种概括性的思路完成产品的生产和发售,缺少对银发消费者个性化需求的重视,以致真正能够满足老年人需要的产品相对匮乏。在实际生活中,"银发族"会因为经济收入水平、受教育程度、地理气候、地域文化等因素的区别而产生更多的个性化需求,"银发市场"需求的多样性与复杂性,亟待产品建构和开发相应的多元标准①,更加灵活地发展银发产业链。然而,目前我国老年市场仍然难以满足中高消费老年人群高层次、高质量、多样化、个性化的消费需求。

(二)银发消费市场发展失衡

除了老年市场的发展水平低下,国内的老年消费市场还存在发展极不平衡的问题,有的竞争过于激烈,而有的又严重不足,市场还存在着大量空白②。从"银发市场"的产品结构看,现已发行的老年产品多为营养品、保健品,而食品、服装等老年人日常用品较少,老龄生活辅助器材、老年助行器、老年康复器材和老年护理用品、老年文化用品供给不足。一方面高端产品的科技投入占比较大,产生利益的周期较长;另一方面国内老年人对新科技的接受度较低,企业往往不愿意开发面向老年群体的科技产品。总的来说,我国的银发消费市场还停留在初期的卖方市场,卖方掌握着商品生产的主导权,忽略了老年消费者的实际需求。

(三)银发消费市场管理欠佳

我国的老年消费市场尚处于起步阶段,缺乏相对完善的市场准入机制和管理规则,市场中的产品良莠不齐,市场秩序相对较为混乱,欺骗老年人的现象频发。一些营销骗局利用老年人追求健康的心理实施诈骗,严重损害了老年人的合法权益。此外,不少商家利用老年人的知识盲区,制假售假,以次充好。商家将假冒伪劣产品经过一番"精心"包装后,专门推销给对此不太了解的老年消费者。这些"三无"产品涉及食品、服装、医疗保健等方面,长期使用很可能会对老年人的身体造成危害。调查数据显示,老年人已成为诈骗的主要受

---

① 吴国强."银发市场":对应人口老龄化社会态势的老年产品理念.西北人口,2011,32(5):103-107.

② 韩秉志.2020年我国老年消费市场规模将达3.79万亿元:银发消费待升级.经济日报,2019-04-18.

害人群。这就意味着老年消费市场通向有序化、合理化的道路困难重重，阻碍了对老年群体真正有利的产品的出现与普及。

四、中国老年群体的本土问题凸显

当前我国的老年人群大部分成长于艰难困苦的生活环境中，他们到了晚年既没有休闲的观念，又缺乏积极主动的休闲生活方式。对体育的文化、娱乐等功能认识不够，使得他们对体育的需求比较单一，只会年复一年地从事某些传统的、单调乏味的体育项目[①]，很少会刻意追求比较现代化或更有效率的运动模式。此外，中国的数字鸿沟问题凸显，在"使用沟"层面，老年人由于使用技能缺乏、文化程度限制、上网设备短缺等原因[②]，没有办法及时获取网络上的有效信息，例如目前有益于老年人健康的运动途径等。因此，老年群体即使拥有主动融入数字生活的意识，也无法完全负担接入和使用信息通信技术的费用，缺乏获取、辨别、利用和创造信息内容的相关能力以及数字化的信息素质和数字凝聚力。

此外，老年群体是一个被刻板印象化十分严重的群体。Neves 指出老年人通常被描述为"技术恐惧症患者"，并认为该特征与老年人排斥使用数字科技的心理反应相关[③]。国内媒体通常将老年群体当作社会上的"弱势群体"加以报道，认为他们落后于时代进步，思想观念固化，久而久之，这种老年形象似乎成为某种"常识"，这种老年观也阻碍了老年群体对新科技产品的接纳。然而，当产品打着"适老化"的旗号，过于强调"老年"属性时，也会形成逆向歧视，受到老年群体"不服老"的排斥。这都反过来加深了国内老年群体对使用新产品的风险感知和技术恐惧，使得如体感游戏等较为高端的产品在国内老年群体中的推广困难重重。

---

① 汪文奇. 我国老年人的体育需求及其社会支持系统的研究. 北京体育大学学报，2007（11）：1478 – 1480.

② 杨一帆，潘君豪. 老年群体的数字融入困境及应对路径. 新闻与写作，2021（3）：22 – 29.

③ NEVES B B, AMARO F. Too old for technology? How the elderly of Lisbon use and perceive ICT. The journal of community informatics，2012（8）：1 – 11.

第四节　中国老年抑郁“体感化”干预的路径探究

一、平台功能优化

（一）技术开发

1. 提升功能性

体感游戏在医疗领域发挥的作用尚浅，将不同类别的体感游戏真正应用于临床康复治疗中，还有很长的一段路要走，在未来的老年抑郁干预探究中，关于体感游戏技术开发的提升是多方位的，不仅需要大样本设计，还需要严谨的随机临床试验来验证体感游戏的有效性、可靠性及安全性。体感游戏的设计逐渐倾向于通过游戏帮助解决多重病情康复问题，而体感游戏中使用的动作识别器的精准性、虚拟场景的真实性、画面的清晰流畅性以及相关软件的开发等都影响着体感游戏的推广。因此，应当进一步深入挖掘体感交互系统在医学领域的应用，例如康复训练、影像学、心理学、护理实践等。通过形式多样的游戏，例如球类游戏、冒险类游戏、益智类游戏、竞赛类游戏等，帮助患者找到自身真正喜欢的动作体系，由此让患者拥有长期坚持的动力。

体感游戏的发展潜力极大，可以从提高软硬件技术的水平、提高虚拟运动的真实性、提高参与者运动体验的真实感、根据用户的需求不断更新产品项目内容等方面入手，让体感游戏在不同程度上改善患者的认知行为水平。但随着科技复杂程度的提升和科技产品的日新月异，在科研过程中，研究人员购买的产品短时间内跟不上用户需求的情况并不少见。为了能够根据使用群体特点更加及时地进行产品更新，高智与王永顺（2021）提议将技术资源以链接和评论等形式整合以供科研人员研究，最大限度缩减研究人员溯源开发资料的时间。[①]此外，因为使用者、陪护人员等不同群体对体感游戏系统的需求是多方面的，所以这个领域需要各学科的专家共同参与到开发和测试科技应用中，以提高不同模块更新的及时性和准确度，从而帮助改善使用者的身体和精神健康。

---

① 高赞，王永顺. 新兴科技手段促进身体活动与健康之研究. 体育文化与产业研究，2021（1）：168–204.

2. 增强真实感

就体感游戏目前的发展情况而言,体感交互技术虽然在不断进行技术革新,但其对环境所呈现出的真实性还未能达到预期。现在存在的动作捕捉技术主要有光学式、机械式、惯性式和电磁式四种,其中仅惯性式不受工作空间和距离限制,但惯性式由于误差积累较快,目前也还没有完全成熟的应用。同时,体感游戏中动作捕捉的延迟问题依然存在。通常而言,延迟达到50ms即会在操作中被感知到,更难的训练甚至要求不超过30ms,然而技术较高的电磁式动作捕捉的延迟最短也有33ms,如果再加上运算和网络等其他延迟问题,操作者的感知偏差就会更加严重,从而导致操作者的整体使用感受不佳。人类的知觉空间通过知觉实践与世界进行关联,通过视觉、听觉、触觉等感官能力的真实触摸来把握事物。虚拟的体感游戏和现实体验还是有区别的,受到真实性的制约,即使患有抑郁症的老年群体在虚拟情境中掌握了某项技能,也不代表其能在真实情景中熟练使用相关技能。因此,在未来的研究中,体感交互系统对于距离的敏感性、细致动作的识别速度和精度还需要进一步改进,并需要利用合适的力学、动力学等技术手段增强真实感[①]。

对于体感游戏这种长期的追踪性或前瞻性研究而言,最新科技和相关设备用品的花费以及长期研究募集资金是目前的障碍之一。体感交互技术需要将现实世界转化为特定的数字信号,其采样、信号转换、信号处理、关键点识别、数据分析等都需要大量投入,因此外部资助在整合新兴科技并检验其有效性方面十分重要。鉴于这种交互式科技的巨大潜力,政府部门在开发体感游戏方面需要适当地提高补贴资金以保障科技研究的实施进展与更新优化。

(二) 数据互联

1. 数据收集和整合

体感游戏在医疗领域通过设备传感器实时捕捉患者的生理数据,并进行特定的储存,从而完成人体的数字化建模。为了让收集到的数据更好地辅助治疗和诊断,数据服务的标准化是必不可少的。[②] 生产厂商应该根据国家标准设计和制造平台设备。在体感游戏设备的使用过程中,从传感器采集、数据搜集、

---

① 张培宇,朱忆宁,周天钧,等. 体感交互技术在医疗护理领域中的应用现状. 护理研究,2021,35 (5): 874 – 877.

② 许晓伟. 基于体感人机交互方法的心理宣泄系统设计. 包头:内蒙古科技大学,2014.

标准化传输数据，到将数据存储于统一的云端空间，都需要统一数据服务的标准，保证每个环节都遵循严格统一的数据服务标准，使得存储的数据可信可用，满足格式化、标准化的要求。① 就目前来看，体感医疗产业仍然没有足够的用户身体活动数据以供研究，因此应该尽快加大宣传和推广体感游戏运用在老年抑郁的康复中，由此得到更全面的数据来开展更深入的研究。

随着体感设备的不断完善，其中包含的体感技术涵盖范围愈发广泛，如加速度计、声光传感器等，甚至包括用于评估心电活动和心率的生理传感器，技术的进步帮助数据使用者更好地理解数据记录的活动行为的相关因素和决定因素。但如果数据只能保存在直接采集的设备中，而且因为数据存储量过大而要进行定期删除，那么数据收集的有用性就会大打折扣。因此，如果能够将所有收集到的数据规整到一个统一的平台，将更有助于患者后续的康复治疗。科研人员需要开发集多个传感器于一体的平台或云端空间，用以收集和整合来自一个或多个传感器及一个或多个身体活动行为的数据，以解释相关复杂现象。例如目前的国家科技资源共享平台、国家人口健康数据中心就可以查阅到各类型的数据库，科研人员可以将老年抑郁群体的数据库上传到类似的系统中，不仅方便医护人员查找数据，也方便科研人员根据已有数据进行更加深入的研究。整合分析来自不同传感器的数据和健康指标仍然是个挑战，由不同平台汇总的数据一定是大量的，必须进行准确的归类整合和无误的解析，才能通过不同的数据更深入地了解不同层面的因素对于身体活动行为的交互作用。

2. 数据管理和共享

通过体感游戏设备收集到的用户体征数据，经过计算模型的有效分析，分模块整理汇总后，医护人员可以从特定的平台或云端调取患者基本的身体信息和长期的变化数据，将患者的日常康复治疗数据与体感游戏锻炼数据相结合，借助智能控制芯片等新型科技手段，进一步完善患者的健康档案。通过多方面数据的覆盖，医护人员可以更好地掌握患者长期的身体状况，及时判断患者康复治疗的效果，从而制订更契合患者的全方位康复治疗方案。除了调取已经存储好的数据内容，新兴技术还能做到数据实时共享，因此可对任何健康干预项目进行持续、系统的过程评估，也就是说，医护人员可以在患者使用设备进行体感游戏的同时，通过体感平台捕捉实时数据和运动结果，通过多次活动时的数据，匹配分析患者的身体情况，并以此制订规范化的活动方案。

---

① 赵建敏，许晓伟，贾慧媛. 基于 Kinect 体感传感器的心理宣泄系统的实现. 传感器与微系统，2014，33（8）：119 - 122.

老年群体的抑郁康复问题不仅涉及老年人自身，还包括老年人的家人、朋友和医生等群体。根据我国国情和尊老敬老的"孝文化"，子女陪伴式养老仍占据基础性地位，具有不可替代性。不仅如此，研究表明老年人在进行体感康复游戏的过程中，与他人的互动可以增强康复的动力。因此体感游戏系统可以引入多方沟通系统，从技术上实现设置多个登录端口获取数据的功能，当老年群体在进行体感游戏时，平台可以将训练效果即时分享，除了方便医生查看数据之外，也有利于患者的子女随时查看老年人的健康状况、心理动态和康复程度，了解患者的康复进度并对康复数据进行分析记录和追踪，发现异常并及时和老人沟通谈心，为他们排忧解难。

（三）提升积极主体性

福柯在《临床医学的诞生》中指出以"医学凝视"为具现，在整个科学话语领域之下将患病主体看作"医学客体"，患病主体总是处在医生的审视中，并以此规定身体的完整与否。[①] 福柯的凝视理论与权力密切相关，在凝视对人身体的规划中，身体被划分为细致的区块和精确的指数，所有不符合标准的身体都是"不健康"的，需要通过治疗使自己得以"完整"。但体感游戏打破了这种"凝视"，实现了一定意义上的"自律"。这时体感游戏的玩家不再是福柯意义上"规训主体"，而是一种"积极主体"。积极主体不受外在统治的控制，也无须面对强迫性的剥削，他是自己的主人和统治者，只服从自身。相比于传统视角，需要面对医生事无巨细的询问，抑郁老年群体在使用体感游戏时，更有一种自主的选择权，更能成为一个积极主体，他们不是规则里束手束脚的玩家，而是能够自主选择、自我突破的"自律者"。因此在未来的体感游戏设计中，应该加强使用者的选择可能性，让患者可以遵从自己的内心，自由选择自己喜欢的游戏进行活动。不仅如此，为了让使用者在系统详细清晰的指导下完成指定的动作或任务，系统应当给予患者肯定和鼓励或是进行适当的奖励，以提升使用者的幸福感。因为这些都会是令人记忆深刻的成功，能够调动患者的积极情绪，提升他们的自我效能感，从而缓和抑郁情绪，发挥良好的体感平台作用体系。

---

① 福柯. 临床医学的诞生. 刘北成，译. 南京：译林出版社，2011.

二、穿戴设备的优化

（一）安全便捷中国化

老年人记忆力衰退、骨质脆弱等特点决定了老年人产品必须具有操作的安全性和便捷性。值得注意的是，目前关于体感游戏造成的伤害报道还是存在的，例如第七颈椎棘突骨折①、锁骨掌骨骨折②和劳损③等，老年群体作为机体更为脆弱、需要保护的群体，对运动期间使用的穿戴设备安全性的要求比一般人更高。穿戴设备需要根据老年群体以及抑郁群体的特点，结合患者可能存在的不同特点，包括但不限于年龄、性别、身体状况、经济状况等，有针对性地减少体感游戏在应用过程中给身体带来的物理危害或不良反应。对于这些可能发生的风险，应该提醒游戏使用者注意正确使用游戏手柄，做好充分的准备活动和整理活动。体感游戏只需要借助体感交互设备，就可直接捕捉用户的肢体动作信息，老年人只需要摆动手臂即可进行控制，而不用借助复杂的输入设备，因此操作更为简单便捷。④ 如果体感游戏的穿戴设备体积小、易穿戴，老年人头部和四肢感受到的压迫感就弱，使用起来也更加简便。同时在交互过程中不需要发生直接接触，大大降低了对用户的约束，提高了人机交互的沉浸感，使得交互过程更加舒适。纪翔（2016）发现体感游戏在中国的发展已经越来越中国化，结合老年群体对于中国风俗文化深刻的感受，对于吉祥和美满等的信念，在穿戴设备上增加代表祥瑞的元素，例如麒麟、凤凰、祥龙等。此外还可以结合当地的风土人情和日常习惯，设计更适合中国老年群体的穿戴设备，让患者更容易产生代入感，医护人员也能更加方便地推广体感游戏康复治疗。

（二）减少二次伤害

穿戴式体感设备可以通过接收人体生物信号形成数据集，方便对使用者的

---

① BROWN C N, MCKENNA P. A Wii-related clay-shoveler's fracture. Scientific world journal，2009（9）：1190 – 1191.

② SPARKS D, CHASE D. COUGHLIN L. Wii have a problem：a review of self-reported Wii related injuries. Inform prim care，2009，17（1）：55 – 57.

③ SPARKS D A, COUGHLIN L M, CHASE D M. Did too much Wii cause your patient's injury? The journal of family practice，2011，60（7）：404 – 409.

④ 孙喜龙. 体感游戏结合智能穿戴对糖尿病人群的管理研究. 文体用品与科技，2021，8（8）：79 – 80.

身体健康状态进行有效把控。但体感游戏也可能给使用者带来一些潜在的危害。使用者如果训练不当，容易造成肢体损伤；长久的屏幕亮度和嘈杂的游戏声音可能造成视觉、听觉的损害；沉浸式的游戏也可能导致使用者成瘾，产生过度的依赖，从而影响正常的生活。因此，如何降低体感交互系统对使用者身体、精神的二次伤害应受到重视。例如减小体感设备的重量，降低操作难度，使得老年群体使用设备更加得心应手；降低陪护人员指导难度，控制每次的使用时间，让老年人在家人的陪护下、在家庭环境中也能够进行有效的康复训练。

现在保护隐私和匿名性非常困难，地理编码数据等都可以很容易地与健康行为和社交数据关联起来，未来多端口的数据汇总更加需要加强对数据隐私性的保护，但很少有研究表明该如何保护玩家的隐私。为了解决这些问题，数据安全公司应当安装基本数据保护程序以减少数据访问漏洞，缓解数据盗窃和用户识别问题。使用设备的群体必须更多地应用技术保护措施，例如使用强密码、进行加密并使用安全服务器，同时加强行业警惕性，防止信息滥用。此外，应提供更严格的保护隐私的消费者教育，以增进用户对数据安全性和数据保护的意识，减少隐私问题上的二次伤害，如果能够有法律或政策进行公开的规范则能够加快这一进程。

三、加强中国年轻老年群体的代际互动

最新的人口普查结果显示，截至 2022 年年末，中国 60 岁及以上人口约 2.8 亿人，占全国人口总数的 19.8%，其中 60 ~ 69 岁的老年人占 60 岁以上人口的一半以上。由于我国现行的法定退休年龄是男职工 60 周岁，女职工 50 周岁 ~ 55 周岁，可见中国年轻老年人群体大部分都是刚刚退休或退休不久的人员。老年人退休之后社交活动相对减少，社交圈子也逐渐缩小，相较于之前的工作模式，老年人的生活方式发生了很大改变，再加上身边子女忙于工作而疏于照顾等原因，孤独感便随之产生，进而容易产生诸如"被遗弃感"之类的各种消极体验，甚至降低心理健康水平[①]。如果不及时加以干预，随着年龄的进一步增长，老年人的心理健康状况很可能会进一步恶化，因此根据前文的实验结果，利用体感游戏调节我国刚退休的年轻老年人的心理水平是十分必要的。

---

① 胡宏伟，串红丽，杨帆. 我国老年人心理孤独感及其影响因素研究. 陕西行政学院学报，2011，25（3）：9 – 15.

（一）家庭支持

虽然相较于年长老年人，年轻老年人的精神和身体健康状况相对较好，但他们对新事物的接受和吸收能力仍然不是很理想，容易对新事物产生抵制心理，这个时候就需要家庭成员的陪伴与支持。研究表明，老年人在进行体感康复游戏的过程中，与家人、朋友的互动可以增强其康复的动力。子女给予的精神慰藉可使老年人获得存在感与满足感，对老年人的康复过程能起到良好的促进作用①。与欧美现代社会不同，虽然我国的基本生活单位不少也是只有父母子女的核心家庭，但也有不少比核心家庭要大一些，有些包括两代重叠的核心家庭，有些包括几个同胞的核心家庭，有些还包括其他社会关系的成员②。这就使代际支持形式下的体感游戏在中国家庭中更为可行。

由于中国传统的家庭观念，父辈对于儿孙负有道义上的责任，而且现今年轻人由于社会竞争压力大，抚养后代的时间和精力有限，由祖辈提供隔代照料的现象较为普遍。据调查，我国老年人平均照料孙子女数量为 0.52 个，近半老年人每周至少照料孙子女 1 次③。因此，年轻老年人可以在自身健康状况允许的情况下，与孙子女一同进行体感游戏，这样既能对自身的健康水平起到改善的作用，也能增强与孙辈的感情联结。这就要求在我国推行针对年轻老年人的体感游戏时，要注意游戏模式的多样化，注重开发老少皆宜的游戏。

此外，为了更好地落实子女陪伴，未来的体感康复游戏可以从技术上实现设置多个登录端口④，让老年人的家人可以为老年人排忧解难。

（二）社区支持

前文的实验结果显示，年轻老年人在与陌生的年轻人一同进行体感游戏时，他们的社会焦虑会显著降低。中国的社会工作与志愿服务都是改革开放后发展的新生力量，对促进我国社会和谐发展起到了重要的助推作用。中国青年志愿者行动作为一种现代公益事业，是古老的慈善观念与现代社会参与、整合手段

---

① 刘现赟. 体感游戏对我国居民家庭体育的积极影响. 当代体育科技，2014，4（23）：151－152.

② 费孝通. 论中国家庭结构的变动. 天津社会科学，1982（3）：2－6.

③ 黄国桂，杜鹏，陈功. 隔代照料对于中国老年人健康的影响探析. 人口与发展，2016，22（6）：93－100，109.

④ 纪翔，饶培伦. 体感游戏在中国老年人康复领域的研究进展. 中国康复医学杂志，2016，31（9）：1036－1039.

的结合，深刻体现了中华"和"文化的"仁爱"宏旨，是传统"和"文化的现代传承①。

中国各地政府可以积极开展"青年志愿者进社区"的活动，一方面对体感游戏进行详细介绍和操作演练，并对运动的幅度和力度进行点拨指导，在寓教于乐的同时让老年人及其家人在培训中熟悉体感游戏的操作，消除对于新技术的畏难和抵触情绪，引导老年人及其家人以积极的心态和科学的方法拥抱体感游戏的运用。另一方面，青年志愿者可以与年轻老年人一同进行体感游戏，在共同的参与中提高体感游戏对年轻老年人的改善效果。相关部门也可以加强对老年活动中心的建设投入，并与周边的学校如高中、大学等进行对接合作，定期规律性地举办一些面向老年群体和年轻群体的体感游戏活动。

四、游戏设计

（一）游戏动作设计适老化

在进行中国老年抑郁"体感化"干预设计中，需遵循以下针对老年人的锻炼游戏动作设计原则。

1. 较高的容错度

在设计针对老年用户的锻炼游戏动作时，要注意包容老龄化相关的认知和生理能力的衰退。老年人往往会受到老龄化相关疾病（如关节炎或心血管疾病等）的困扰，并且伴随着记忆力、注意力等认知能力的下降，这会影响他们正常进行人机交互的能力。因此，在设计交互动作时需要仔细考虑，游戏中的动作识别应该具有更高的动作执行容错度，而不是要求高精确度。对于某一个任务，基于不同老年人的个人偏好与身体能力，他们在执行动作产生的位移、高度、角度、起始位置等细节方面都可能有所区别。因此，识别系统应该容忍这种个体差异的变化，提供操作设置定制，根据老年人的个人能力进行动作校准。

2. 详细的教程和持续的提示

详细的语音指导教程和持续的动作提示能够辅助老年人更好地进行游戏活动。由于认知能力衰退，老年人常常对于复杂的任务感到为难，常常想不出下一步该执行的动作，此时若提供语音参考辅助，则能够帮助他们进行更好的认知活动，执行正确的动作，降低交互动作对于老年人的认知负荷、记忆难度，

---

① 陈学明. 中国青年志愿者行动与和谐社会的构建. 中国青年政治学院学报，2006，25（2）：1-5.

进而提升他们在游戏训练中的效能感，对一部分隐喻性较高的动作表现出较好的接受度。此外，随着老龄化的进程，老年人的注意力持续时间缩短，这使得长时间关注一项游戏活动变得困难。如果一定时间内没有检测到交互行为，游戏系统应该在视觉和听觉上提示用户，以及时引导老年人的注意力回归。

3. 科学的疲劳管理

由于老年人身体机能的下降，耐力水平往往较低，更容易受到基于运动的伤害和过度劳累。因此，在设计体感游戏时需要通过科学合理的节奏来管理玩家的疲劳程度，通过游戏节奏的控制引导老年人执行动作的变化，达到既能进行可持续的锻炼又能避免过度疲劳的目的，例如，交替进行紧张和放松的游戏环节，让老年人进行锻炼和休息的循环。这要求锻炼游戏的动作设计要重点考虑动作造成的疲劳程度与生理负荷。若在短时间内进行锻炼，则应设计能够产生较好锻炼效果的动作。若需要长时间进行游戏，则应简化动作的复杂度以使老年人适应长时间的运动。

（二）游戏功能模式社交化

我国是世界上老年人口最多的国家，已经进入老龄化社会。随着人们生活水平以及医疗水平的改善，人口平均寿命不断增长，至2050年，我国80岁及以上高龄老人占总人口比例将从2000年的1%快速上升到9.1%。很多老年人退休后赋闲在家，生活单调乏味，特别是机构中的老人常常少人陪伴，孤独寂寞，易出现焦虑、抑郁和创伤后心理障碍。前文单人模式和多人模式的组间对照实验结果显示，与单人模式相比，多人模式可以通过影响老年人的孤独感来减轻其阈下抑郁症状，改善阈下抑郁的效果更明显。因此在进行中国老年抑郁干预的体感游戏设计时也需侧重游戏社交功能的开发，鼓励多人模式的设计方案，并要加入更多增强社会互动和社会支持的元素，让老年人能与同伴共同训练，享受游戏带来的快乐，在与朋友的互动中降低抑郁水平。

依靠着庞大的互联网资源，体感游戏目前已经建立起了互动社区，让不同的玩家能够"真实"地互动沟通、一起畅快体验。具体的原理是运用虚拟现实、影像识别技术、仿真人技术以及摄像机等方式，依靠肢体活动对游戏当中的角色进行控制，按照游戏当中设定好的环境达成自己的任务目标，使得不同玩家能够"真实"交流，共同协作完成游戏任务，大大增强玩家的参与感和场景感。这亦可充分运用于中国老年抑郁干预体感游戏的设计中，在养老机构或社区投入使用。如由我国长友养老服务集团开发的《哈哈伯》体感游戏，是国内首款多人互动康复体感游戏,采用国际领先的人体动态捕捉3D体感技术,通过实景呈现、多人参与的方式进行康复训练,可明显提升患者日常锻炼活动的趣味性与效率。将运动融入游戏之中,不仅能带领老年人锻炼身体、增强体魄,多人实景的游戏方式还可以让众多老人在一起玩游戏的过程中改善心态、降低抑郁水平,改善机构或社区的沉闷气氛。

除了多人协作模式外,中国老年抑郁干预的体感游戏也可以恰当引入竞争因素,采用多人竞争模式。Malhotra[1]强调竞争可以激发玩家在游戏中的积极性和良好表现,但Wu等也指出具有个人目标的竞争模式会引发对失败的焦虑和恐惧[2]。而中国老年人深受儒家传统文化"以和为贵"等道德原则影响,更加注重人际关系的和谐融洽,有一定调解关系传统,因此在抑郁"体感化"干预中可以适当引入竞争性因素。但鉴于竞争模式自带的负面效应,相关设计还需同时处理好竞争刺激。"友谊第一,比赛第二"的八字口号,作为我国二十世纪七十年代的体育工作方针,曾出现在中国每一个竞赛的角落,如今也成为中国乃至世界一项宝贵的精神遗产[3],深刻地印在了中国老年人心中。因此游戏设计方也可在竞争PK的页面中通过语音文字信息提醒,唤起老年人"友谊"重于"竞技"的体育观念,使其在体感游戏这一竞技赛场上彰显友谊的情感光辉,避免加剧老年人的抑郁程度或引发其他负面情绪。

此外,设计者也可以在游戏的互动社区中设置数据排名、点赞、评论互动等功能,通过运用社交元素,提高老年人的训练参与度,发挥体感游戏对于老年人心理健康促进的长期效益。在游戏训练结束后,玩家可以查看个人的训练数据及在一定社区中的训练效果排名,与朋友互相点赞、语音评论互动,通过朋友互动获得正向反馈,也有利于提升老年人在游戏中的荣誉感,激发老年人持续训练的热情,将体感游戏与活动交友、体育运动结合,可以在和谐的人际互动中降低老年人的抑郁水平。

(三) 游戏元素取材熟悉化

由于一系列生理和心理因素的影响,老年人普遍对于新兴技术的运用具有

---

① MALHOTRA D. The desire to win: the effects of competitive arousal on motivation and behavior. Organizational behavior and human decision processes, 2010, 111 (2): 139 – 146.

② WU Z, LI J, THENG Y L. Examining the influencing factors of exercise intention among older adults: a controlled study between exergame and traditional exercise. Cyberpsychology, behavior, and social networking, 2015, 18 (9): 521 – 527.

③ 余玮. 中国"乒乓外交"与"友谊第一,比赛第二"的口号. 老人世界, 2013 (5): 18 – 20.

抵触心理，因此在体感游戏的设计中，应将"熟悉"概念融入交互式体感设计系统中，在行为形式上充分挖掘老年人个性化的爱好、兴趣和特长等元素，增强老年人对体感游戏的亲切感，消除老年人与游戏之间的鸿沟。Pan 等人通过研究新加坡老年人操作游戏的"认知阶段""联想阶段"和"自主阶段"，提出了符号熟悉（symbolic familiarity）、文化熟悉（cultural familiarity）、操作熟悉（actionable familiarity）三维熟悉度设计理论，并量化验证了熟悉度对提高老年人感知满意及可用性有巨大影响[①]。王玉珊等研究的情感记忆也是通过"老物件""长期的生活体验"等熟悉元素展开，并提出将观察老年人行为作为这一研究的重要手段[②]。日本南梦宫推出的《太鼓达人》这一敲打类的电子游戏研究了日本人民熟悉的歌谣和演奏方式，提出《鱼天国》长寿歌和打鼓方式设计，可以给我国的老年抑郁干预体感游戏的设计提供借鉴。

同样关注人们以往熟悉的生活经历的还有怀旧疗法。目前怀旧疗法多用于中老年人抑郁症及痴呆症的游戏治疗上，是极为有效的心理学和社会学干预手段。在老年人心理治疗领域，对旧物的怀念情愫是消除他们防御戒备心理的一剂良药，怀旧事物往往能够引起他们的兴趣，譬如老照片、老式唱片机、缝纫机、旧书籍、火柴等富有年代感的物品，能够唤起老年人对往事的回忆，这既起到反复加强长时记忆力的功效，又能在一定程度上改善中老年人心理情绪。经多项临床试验证明，怀旧疗法对抑郁症患者有良好的治愈效果，可以提升他们的生活质量和幸福指数，减轻孤独寂寞感。目前，怀旧的情感化设计在老年人体感游戏的应用里较为少见，笔者认为在设计开发中国老年抑郁干预体感游戏的界面设计风格方面，可巧妙结合怀旧的情感化设计，利用陈旧摆设或收藏品等道具元素，提升老年人对于体感游戏的熟悉感和亲切感，帮助老年人回忆起早年的欢乐时光，降低老年人的抑郁水平。

（四）游戏训练方式特色化

中国老年人深受中华传统文化的影响，因此也可以在传统文化中捕捉设计灵感，拓展体感游戏的设计思路。设计者可以融合中国传统的哲学思想和美学

---

① PAN Z, MIAO C, YU H, et al. The effects of familiarity design on the adoption of wellness games by the elderly. Singapore：2015 IEEE/WIC/ACM International Conference on Web Intelligence and Intelligent Agent Technology（WI-IAT）.

② 王玉珊，李世国. 情感记忆在交互设计中的价值与应用. 包装工程，2011，32（2）：56 - 59.

意识，结合我国传统民间造型，加入传统体育运动，如书法绘画、武术、剪纸、敲鼓、泥人等元素，设计开发具有中国本土特色和文化风格的体感游戏训练方式。

书法绘画是中华民族的聪慧与创造力最集中的表现之一，并在某种意义上标志着中华文明在古典文化艺术领域的最高水准，相比于写实或者科幻的游戏环境，更能迎合中国老年人的审美。因此，在设计游戏时也可以融合书法的训练方式。首先，从心理学角度分析，写字作画能调节人的心理状态，使人自然而然地进入"凝神静虚、心正气和、专心致志、心无杂念、忘却烦恼"的状态。在练习书画的过程中，有"虚静态"和"炽情态"两种心态，前者需要练习者聚精会神，注意力高度集中，能缓解精神紧张，激活大脑皮层，调节心率、呼吸、血压，降低心理不适；后者则是激情奔放的心态，这对提高练习者思维的开阔性和灵活性具有重要作用①。其次，切磋书法绘画技艺、以书画会友也是一种人际交往方式，可以减轻老年人退出工作岗位后产生的失落感和孤独感，降低其社会性应激水平。最后，写字作画还能激发人的生活激情，一旦有得意作品出手，立即得到美的享受，"赏心悦目、心旷神怡"之感油然而生。由此可以增强老年人的乐观情绪，降低抑郁水平，充实精神文化生活，提高幸福感。

此外，武术是中国的国粹，是中华文化中最具代表性、最富独特内涵的优秀传统文化之一。太极拳这类的武术也是一种适合老年人的慢性运动，日常的武术锻炼可增强老年人的自我效能感，为老年人充分显示自身价值创造机会，在一定程度上可以减轻老年人的焦虑、孤独、抑郁等不良心理。2019 年 7 月国家体育总局，教育部等十四部委印发《武术产业发展规划（2019—2025 年)》指出，武术的发展要充分利用移动互联网、云计算等新技术，构建"智慧武术"平台，进一步拓展"互联网＋武术"新领域。因此，可以充分将体感游戏与武术散打运动相结合，构建"智慧武术"的便民益民的游戏平台，定制适合老年人群体的武术散打体感游戏。这种游戏可以以肢体的动作轨迹进行判断识别，使老年人在不受场地等因素限制的情况下随时随地进行武术锻炼。游戏系统通过各部分控制识别，经过软件分析处理后显示在设备上，结合游戏中反馈的相应数值，指导老年人进行动作调整，纠正错误和不到位的动作，增强老年人运动的信心，激发老年人训练的积极性、主动性，让老年人在身体训练中获得成就感，进而降低老年人的抑郁水平。

---

① 郑志强. 基于体感的老年数字娱乐系统设计与开发研究. 艺术科技，2017，30（8)：105－106.

本章小结

　　本章主要探究体感科技在中国推行的可行性、问题与路径。随着中国人口老龄化程度的不断加深，老年群体的生理和心理健康受到社会的广泛关注，老年抑郁已成为目前老年群体最常见的心理疾病。大力推进创新医疗科技发展等政策，为体感技术在我国的快速发展提供了广阔的空间和良好的机遇。同时，家庭、社区、养老机构等都有条件成为运用体感技术缓解老年群体抑郁情绪的重要场所。但是，目前我国体感科技的推行仍面临几大困境。在技术方面，存在硬件制约、用户体验待完善、维护成本高、产品定价高等问题；在市场方面，我国大部分企业参与银发消费市场的意愿不高，银发消费市场存在占有率低、发展失衡和管理欠佳等问题，目前仍处于供不应求的状态。

　　因此，体感科技的推行首先要立足于中国特色，结合中国老年抑郁群体的特殊性，加强平台功能性和可靠性。其次，收集到的数据也应该通过数据互联、多平台登录查询等方式更好地应用于老年抑郁群体的康复治疗中。最后，应该提升设备的安全性和轻便性，降低老年群体在使用过程中发生意外和二次伤害的风险。除此之外，我国年轻老年人可以在自身健康状况允许的情况下，与孙辈一同进行体感游戏。积极开展"青年志愿者进社区"的活动也可有效提高我国年轻老年人进行体感游戏的效果。在进行中国老年抑郁体感游戏干预的设计中，应鼓励多人模式的游戏设计方案，多人模式的游戏能在和谐的人际互动中降低老年人的抑郁水平；并将"熟悉"概念融入交互式体感设计系统中，在行为形式上充分挖掘老年人个性化的爱好、兴趣和特长等元素，增强老年人对体感游戏的亲切感。在传统文化中捕捉设计灵感，融合中国传统的哲学思想、美学意识和武术内涵，设计开发具有中国本土特色和文化风格的体感游戏训练方式。

第九章 结语

人口老龄化是当今社会面临的最大挑战之一，逐渐引起公众的广泛关注。步入 21 世纪，人口老龄化将推动各个国家在社会与经济等方面需求的增加。除了生理的健康外，老年人的社会心理健康也成为医护人员和学者关注的重要课题。阈下抑郁症作为老年人群中普遍存在的一种精神疾病，尽管在老年病学中不常被强调，但它同样会导致与重度抑郁症相似的负面后果。与重度抑郁症相比，很少有研究会关注阈下抑郁症的干预措施。一项针对阈下抑郁心理治疗的荟萃分析显示，1966—2006 年相关的随机对照实验只有 7 项[1]。其中只有 2 项研究探讨了干预治疗对老年人的影响[2]。为老年阈下抑郁症寻找合适且有效的治疗方法已成为当前学术界和医疗界共同的重要研究课题。鉴于以往研究范围存在的局限，本书旨在拓展针对晚年阈下抑郁症的干预措施的理论知识和实践运用，并具体分析和验证如何使用新兴技术来解决这一社会性问题。

第一节　数字化健康干预的作用

本书的核心内容聚焦于构建"体感科技化"的老年抑郁干预体系。以患有阈下抑郁症的老年人为研究对象，阐述了一系列关于使用体感游戏作为治疗干预的理论与实践研究。本书先对检验体感游戏与抑郁关系的现有研究进行了系统回顾和荟萃分析。尽管在纳入的研究中，体感游戏的效果有所不同，但总体而言，体感游戏对抑郁的缓解有积极作用，尤其对那些有抑郁症状且对与周围

---

[1] CUIJPERS P, SMIT F, STRATEN A V. Psychological treatments of subthreshold depression: a meta-analytic review. Acta psychiatrica scandinavica, 2007, 115 (6): 434 – 441.

[2] HARINGSMA R, ENGELS G I, CUIJPERS P, et al. Effectiveness of the coping with depression (CWD) course for older adults provided by the community-based mental health care system in the Netherlands: a randomized controlled field trial. International psychogeriatrics, 2006, 18 (2): 307 – 325.

人保持社交互动的老年人特别有效。同时，体感游戏的社会效应也进一步被分析出来，包括了对情绪相关、行为相关和态度相关的作用。这部分内容也指出了一些体感游戏的潜在影响因素，需要进一步的实证研究进行验证。例如，对于那些来自非白种人文化、有抑郁症状、身体机能良好且与周边存在社交互动的老年女性而言，体感游戏往往更有效。由于体感游戏作为抑郁干预是一个前沿研究课题，确定这些潜在调节因子将有助于该领域的理论理解，并对相关领域内的未来研究趋势有所启示。

因此，本书接下来通过一系列理论构建和实践验证具体分析体感游戏作为抑郁干预时不同层面的影响因素。平台作用的研究确定了体感游戏能比传统运动更好地降低老年阈下抑郁的程度，并产生更高的积极情绪水平。游戏模式作用的研究进一步说明多人模式的体感游戏可以减轻老年人的孤独感，从而更好地改善阈下抑郁。本书也深入探索了代际互动所产生的效果，分析了如何在体感游戏中促进老年人与其他人群之间的社交互动，从而提升其健康积极的效能。为了进一步获得更有效的治疗抑郁效果，本书也把研究范围拓展到体感游戏的开发，探索基于适老原则以及融合知行理论开发的新款体感游戏对于老年人的影响效果，尤其是在抑郁程度、积极情绪、自我效能感、社会支持、孤独感等社会心理健康的方面的作用。这些探讨为解决老年人群的阈下抑郁症问题提供了重要的应用知识。

在分析了体感游戏作为老年抑郁干预的影响因素后，本书深入挖掘了体感游戏中增加创新的适老性设计、融合抑郁干预理论框架后对提升老年群体心理健康的主要效应，从社会和国家层面详细分析"体感化"的老年抑郁干预在具体环境下实施过程中存在的问题和可能的解决方案。例如针对老年群体的身心特征，开发一系列创新体感游戏，具备老年人偏好的主题、难度和界面。这些体感游戏降低了老年人进行抑郁干预的技术门槛，并提升了他们在运动中的快感。此外，还探讨了如何基于临床抑郁干预的主要理论框架开发体感游戏，并通过深入访谈方法探讨老年人对新款体感游戏的接受程度和新款体感游戏的治疗效果。最后回应《"健康中国2030"规划纲要》的政策目标，从宏观层面上提出促进我国老年抑郁干预体感科技化的指导意见和政策支持。

第二节 体感科技化未来发展与研究方向

本书研究中的重要结论也给未来的数字化老年健康干预提供了新的研究方向：

（1）目标人群背景。在本书的大部分研究中，老年人的性别分布并不均衡，其中含有更多的女性被试。这可能是因为女性在参与社会科学研究项目时比男性更活跃。例如在第三章有关体感游戏抗抑郁作用的系统回顾中就不难发现，11 个实验中有 7 个是女性主导的，即女性被试占了被试总数的 60% 以上。这一现象也出现在许多其他涉及老年人的数字干预研究中。这也暗示了性别是体感游戏和抑郁研究领域的未来发展方向之一。荟萃分析表明，女性在进行体感游戏时，其抑郁得到了较好的缓解。在这些实证研究中，女性被试多于男性。也许可以假设体感游戏中女性的阈下抑郁症改善程度可能要优于男性。而在游戏研究中，男性和女性通常会有不同的体验和偏好[①]。因此未来的相关研究需要探索性别对抗抑郁作用的影响，从而为更好地在不同性别中运用体感游戏提供足够的知识。除性别分布外，身体条件也是另一个可以深入探讨的人口学因素。在研究体感游戏作用时，老年被试是相对健康和积极的，有完整的活动能力。为了拓宽应用领域，未来的研究应涵盖其他类型的老年群体，例如大多数时间不活跃并经常待在家中的老年人。同时，一项大范围的调查显示，玩体感游戏对于患有心力衰竭的老年人（包括中风患者）似乎是一种安全可行的康复方案[②]。研究报告中也均未显示患者出现不良反应的事件。他们的研究结果启发了学者进一步探索体感游戏在患有某些身体疾病但仍可以使用体感游戏的老年人身上的运用。

（2）干预研究设计。鉴于有限的资源和时间，本书中的实验研究是在短时间内进行的，样本规模不大。小样本量可能导致统计信度较弱，这也限制了结

① GRAVES L, STRATTON G, RIDGERS N D, et al. Comparison of energy expenditure in adolescents when playing new generation and sedentary computer games: Cross sectional study. The BMJ, 2007 (335): 1282 - 1284.

② VERHEIJDEN KLOMPSTRA L, JAARSMA T, STRÖMBERG A. Exergaming in older adults: a scoping review and implementation potential for patients with heart failure. European journal of cardiovascular nursing, 2014, 13 (5): 388 - 398.

论的通用性。同时，由于这一特殊人群在招募和管理上都存在困难，这些实证研究的被试并未包括身体条件和活动能力较差的老年人。然而在现实中，相当一部分的老年人通常在参与活动方面不太活跃，也无法坚持长期的干预项目。此外，如果对照实验都是在类似的自然场景下进行的，就有可能会受到其他外部因素的影响，例如在干预时间内老年人的其他自身或社会活动等，若无法控制这些外部活动，可能会影响最终的结果。因此，未来的研究需要使用带有对照组的更精细的实验设计，从而检验和控制重复测量中的敏化效果。如果资源和时间充足，长期的干预实验是一个更好的选择，能够提供更多有意义的结论。不过，体感游戏的干预时间可能会存在一个临界值，超过该值，老年人也许会厌倦并产生负面结果。因此，这也需要未来的研究进行深入探讨。

（3）不同地域推广。本书的老年抑郁干预"体感化"体系构建主要是围绕中国大陆场景而展开讨论的，不过其结果可能启发其他文化背景相似的亚洲国家和地区进行类似的研究，如新加坡、韩国、日本、马来西亚等。这些国家和地区都面临着快速的人口老龄化与老年抑郁症高发的问题。尽管情况严重，目前针对亚洲地区老年人的新兴抑郁干预手段的研究还是很缺乏。鉴于此，应该鼓励专家学者们在数字化抑郁干预治疗领域里开展更多以亚洲老年群体为对象的研究，特别是体感游戏的抗抑郁效果方面。当然，在实际研究中所有的结论和政策不能完全照搬。不同地区的社会文化背景差异还是会导致老年人之间对数字技术的看法和需求有一定的区别。因此，未来的研究需要根据每个地区的特殊性，开发适合该地区老年人长期使用的体感化干预。在具体研究时，理论构建中所涉及的变量也许会有一定程度的差异，例如不同文化背景下游戏模式对老年人自我效能感的影响就可能不同。本书所探讨的影响路径中不同变量是否以及如何影响社会心理的效果也是非常值得研究的。

第三节　老年抑郁干预领域的理论与实践贡献

本书为体感游戏这一新兴技术的健康促进作用和老龄化积极应对效果提供了重要的现实启示，也为其在心理健康研究领域的理论发展做出了贡献。

首先，在高度重视可应用性的临床医疗和游戏研究领域中，对理论体系构建的研究一般较少。本书梳理并借鉴了社会学、人机交互、心理学、医学的相关理论，由此挖掘和构建老年抑郁干预"体感化"的理论框架体系，以探讨体感平台效应、游戏模式效应、代际互动效应等新的问题域，为中国的相关领域研究提供了创新的理论视角。本书引入心流理论、社会认知理论、活动理论、技术接受模型等理论，不仅加强了实证研究所提出的理论依据，也为未来以促进心理健康为目标的体感干预研究提供了宝贵的知识支撑和理论基础。

其次，系统综述和荟萃分析中的亚组分析通过识别潜在调节因子对抑郁症的影响，为体感游戏的文献资料增加了有价值的视角。由于体感游戏作为抑郁干预是一个前沿的研究课题，确定这些潜在调节因子将有助于丰富该领域的理论，并对相关领域的未来研究趋势有着重要启示。

最后，体感游戏作为抑郁症干预是最近几年国际上非常前沿的研究课题。然而由于缺乏严格的对照研究，学界对其真正有效性仍然不清楚，尤其是不确定它是否适用于老年群体。在中国人口快速老龄化和阈下抑郁症高发的背景下，深入探讨老年抑郁干预"体感化"的课题就十分必要。本书的实践成果有效填补了国内阈下抑郁干预研究中的空缺和不足，提出了数字时代下促进积极老龄化的解决方案，并加速国内与国外健康科技相关研究的接轨和融合。本书研究把主要发现和当前国内研究现状有机结合在一起，详细阐述和探讨这些结论如何启发和应用于国内的社会环境。此外，针对中国人口老龄化的问题，本书提出了具体的建议，并从政策和实施角度详细分析了体感游戏作为数字化健康干预在中国的发展方向。

参考文献

……

一、中文文献

［1］白珊珊，朱宏伟. 体感互动游戏在老年痴呆患者认知功能改善中的应用. 中华现代护理杂志，2020，26（10）：1359 – 1364.

［2］薄雯雯. 中国老年人媒介形象研究：以梨视频为例. 北京：北京外国语大学，2019.

［3］卜繁龙. 补益心脾法及安神定志法干预阈下抑郁的临床研究. 北京：北京中医药大学，2017.

［4］曾红颖，范宪伟. 进一步激发银发消费市场. 宏观经济管理，2019（10）：33 – 38.

［5］常国胜，张瑞星. 老年心理障碍识别与干预指导手册. 郑州：郑州大学出版社，2020.

［6］陈传锋. 老年抑郁干预与心理健康服务. 北京：中国社会科学出版社，2010.

［7］陈飞，陈琳. 健全养老服务体系：社区养老支持与老龄健康. 财经研究，2023，49（2）：49 – 63.

［8］陈谦谦，郝勇. 社区养老服务对老年人心理健康改善的影响研究. 西北人口，2020，41（3）：79 – 91.

［9］陈学明. 中国青年志愿者行动与和谐社会的构建. 中国青年政治学院学报，2006，25（2）：1 – 5.

［10］陈长香，徐金献，张卫红，等. 体感游戏 Kinect 改善脑卒中患者抑郁情绪的效果研究. 中华行为医学与脑科学杂志，2013，22（7）：619 – 620.

[11] 陈志强. 广场舞蹈运动干预对老年人认知功能影响的研究. 中国农村卫生事业管理, 2014, 34 (7): 879 – 881.

[12] 程新峰, 刘一笑, 葛廷帅. 社会隔离、孤独感对老年精神健康的影响及作用机制研究. 人口与发展, 2020, 26 (1): 76 – 84, 96.

[13] 杜睿, 江光荣. 自杀行为: 影响因素、理论模型及研究展望. 心理科学进展, 2015, 23 (8): 1437 – 1452.

[14] 费孝通. 论中国家庭结构的变动. 天津社会科学, 1982 (3): 2 – 6.

[15] 高云鹏, 胡军生, 肖健. 老年心理学. 北京: 北京大学出版社, 2013.

[16] 高赞, 王永顺. 新兴科技手段促进身体活动与健康之研究. 体育文化与产业研究, 2021 (1): 168 – 204.

[17] 韩秉志. 2020 年我国老年消费市场规模将达 3.79 万亿元: 银发消费待升级. 经济日报, 2019 – 04 – 18. http://www.ce.cn/xwzx/gnsz/gdxw/201904/18/t20190418_31881326.shtm.

[18] 韩布新, 李娟, 陈天勇. 老年人心理健康研究报告. 北京: 中国科学技术出版社, 2013.

[19] 何纪周. 我国老年人消费需求和老年消费品市场研究. 人口学刊, 2004, 26 (3): 49 – 52.

[20] 胡宏伟, 串红丽, 杨帆. 我国老年人心理孤独感及其影响因素研究. 陕西行政学院学报, 2011, 25 (3): 9 – 15.

[21] 黄子炎. 社会认同视角下随迁老人社会融入问题研究. 才智, 2020 (2): 240 – 241.

[22] 纪翔, 饶培伦. 体感游戏在中国老年人康复领域的研究进展. 中国康复医学杂志, 2016, 31 (9): 1036 – 1039.

[23] 景楠. "望闻问切"把脉养老机构健康发展. 人民论坛, 2020 (2): 82 – 83.

[24] 李凯, 董金权. 养老服务高质量发展视域下我国主要养老模式比较、困境与进路. 中国卫生事业管理, 2020 (9): 647 – 653, 661.

[25] 李赛. 基于中医"治未病"理论防治老年期阈下抑郁症的临床研究. 北京: 北京中医药大学, 2017.

[26] 李文龙, 向秋平, 范铜钢. 太极拳对轻度认知功能障碍患者认知功能影响的 Meta 分析. 中医临床研究, 2021, 13 (10): 129 – 136.

［27］刘俊杰，徐金献，张燕，等. 体感交互技术 Kinect 对脑卒中后抑郁患者的干预效果. 中国康复理论与实践，2013，19（11）：1049－1051.

［28］刘丽，刘梦虹，彭羽涵，等. 全媒体时代大学生网络社会支持状况的调查分析. 阜阳师范学院学报（自然科学版），2019，36（4）：84－88.

［29］刘顺芳，牛桂芳，孙建萍. 养老机构老年人阈下抑郁现状及影响因素分析. 医学信息，2023，36（16）：93－97.

［30］刘微娜. 抑郁症的运动干预. 北京：知识产权出版社，2017.

［31］刘现赟. 体感游戏对我国居民家庭体育的积极影响. 当代体育科技，2014，4（23）：151－152.

［32］刘雪明，陈沁. 积极老龄化政策研究的回顾与前瞻. 井冈山大学学报（社会科学版），2019，40（3）：75－83.

［33］刘琰，谭曦，张靖，等. 阈下抑郁辨识的现状与展望. 世界中医药，2015，10（5）：798－800.

［34］刘彦，李泓池，张昊男，等. 体感交互技术在医学领域中应用的前沿与趋势. 中国数字医学，2022，17（1）：95－100.

［35］福柯. 临床医学的诞生. 刘北成，译. 南京：译林出版社，2011.

［36］庞小月，郭睿桢，姚乃娘，等. 体感交互人因学研究回顾与展望. 应用心理学，2014，20（3）：243－251.

［37］任艳萍，姜玮，李艳茹，等. 不同刺激电量无抽搐电痉挛治疗抑郁发作的疗效及不良反应比较. 中华行为医学与脑科学杂志，2016，25（8）：713－717.

［38］荣健，戈艳红，孟娜娜，等. 2010—2019 年中国老年人抑郁症患病率的 Meta 分析. 中国循证医学杂志，2020，20（1）：26－31.

［39］沈雁华，张萍，贺鹤，等. 老年人常见心理障碍的有氧运动干预研究. 哈尔滨体育学院学报，2018，36（2）：85－89.

［40］沈媛媛，杨光. 区域性老年人运动能力在抑郁情绪与跌倒风险间的中介效应研究：基于不同年龄段. 南京：第十一届全国体育科学大会，2019.

［41］宋晓月，苏媛媛，孙丹，等. 广场舞对中老年人健康的作用及社区保健护理模式的构想. 护理研究，2017（17）：2056－2058.

［42］睢党臣，张婷. 人口老龄化背景下发展银发经济的探讨. 石家庄经济学院学报，2016，39（1）：8－13.

［43］孙丹丹，孙朵朵，索靖东，等. 抑郁在老年人社会参与和认知功能间的中介作用. 中华疾病控制杂志，2022，26（2）：212-217.

［44］孙萌，孙奎松. Wii 运动类游戏在健身和疾病康复中应用的研究. 体育世界（学术版），2016（9）：176-178.

［45］孙喜龙. 体感游戏结合智能穿戴对糖尿病人群的管理研究. 文体用品与科技，2021，8（8）：79-80.

［46］孙翔，孟瑞霞，雒季. 传统孝文化对城市家庭养老的启示. 西北成人教育学院学报，2020（5）：53-56.

［47］孙宇岸. 运动康复对老年人抑郁心理及心率变异性的影响. 中国老年学杂志，2019，39（9）：2150-2152.

［48］同春芬，刘嘉桐. 积极老龄化研究进展与展望. 老龄科学研究，2017，5（9）：69-78.

［49］汪文奇. 我国老年人的体育需求及其社会支持系统的研究. 北京体育大学学报，2007（11）：1478-1480.

［50］汪星梅，罗文建，陈小异. 跳广场舞对老年人身心健康的影响. 中国老年学杂志，2014，34（2）：477-478.

［51］王飞英，倪钰飞，胡鹏. 运动干预对 258 例中老年患者焦虑抑郁情绪改善的影响分析. 中国处方药，2018，16（12）：159-160.

［52］王乾贝. 太极拳运动对社区轻度认知障碍老年人认知功能的影响. 北京：北京协和医学院，2016.

［53］王舒瑶. 网络社区健康传播的网络特征及社会支持研究：以豆瓣网"我们都有一口烂牙"小组为例. 上海：上海交通大学，2015.

［54］王彦华，刘鑫，魏满堂，等. 社会支持视角下家庭养老困境与对策：以河北省 W 县为例. 河北工程大学学报（社会科学版），2022，39（4）27-32.

［55］王玉珊，李世国. 情感记忆在交互设计中的价值与应用. 包装工程，2011，32（2）：56-59.

［56］魏靖野，郭玥. "体感技术"在自闭症医疗上的应用研究. 中国设备工程，2020（6）：144-145.

［57］商务部对外贸易司. 文化部关于允许内外资企业从事游戏游艺设备生产和销售的通知.（2015-07-27）. http://www.mofcom.gov.cn/article/b/e/201507/20150701061577.shtml.

［58］邬沧萍，谢楠. 关于中国人口老龄化的理论思考. 北京社会科学，2011（1）：4 – 8.

［59］吴国强. "银发市场"：对应人口老龄化社会态势的老年产品理念. 西北人口，2011，32（5）：103 – 107.

［60］吴明寿，陈超，程振华，等. 基于Kinect的老年人脑手眼协调检测训练系统. 电子测量技术，2020，43（5）：84 – 88.

［61］肖汉仕. 应用社会心理学. 长沙：湖南师范大学出版社，2008.

［62］谢明华，许毅. 回忆疗法联合米氮平治疗老年抑郁症40例. 中国老年学杂志，2013，33（12）：2937 – 2938.

［63］熊晓玲，牟彩莹，冯娅妮. 太极拳运动对中老年人抑郁与心率变异性的影响探讨. 中国医疗设备，2017，32（S1）：148 – 149.

［64］许晓伟. 基于体感人机交互方法的心理宣泄系统设计. 包头：内蒙古科技大学，2014.

［65］杨玲. 心理学理论与实践. 兰州：兰州大学出版社，2006.

［66］杨一帆，潘君豪. 老年群体的数字融入困境及应对路径. 新闻与写作，2021（3）：22 – 29.

［67］杨莹婷，王高玲. 社会支持在儿童自我效能感与抑郁之间调节作用. 中国公共卫生，2017，33（6）：1008 – 1009.

［68］姚巧灵，胡慧，王凌，等. 武汉市社区老年人阈下抑郁现状及影响因素分析. 护理研究，2018，32（15）：2435 – 2437.

［69］姚巧灵. 张家湾社区轻度认知损害老年人阈下抑郁现状及干预策略研究. 武汉：湖北中医药大学，2019.

［70］殷鹏，齐金蕾，刘韫宁，等. 2005—2017年中国疾病负担研究报告. 中国循环杂志，2019，34（12）：1145 – 1154.

［71］余乐. 低龄老年人一般自我效能感与心理健康：家庭支持的中介作用. 上海：上海师范大学，2017.

［72］余玮. 中国"乒乓外交"与"友谊第一，比赛第二"的口号. 老人世界，2013（5）：18 – 20.

［73］张培宇，朱忆宁，周天钧，等. 体感交互技术在医疗护理领域中的应用现状. 护理研究，2021，35（5）：874 – 877.

［74］赵建敏，许晓伟，贾慧媛. 基于Kinect体感传感器的心理宣泄系统

的实现. 传感器与微系统, 2014, 33 (8): 119-122.

[75] 赵禹. 广场舞对老年轻度认知障碍合并抑郁症状患者的干预效果研究. 北京: 北京协和医学院, 2019.

[76] 郑岩, 孙蕊. 社区嵌入式养老模式 SWOT 分析及发展策略. 经济研究导刊, 2021 (29): 60-62.

[77] 郑志强. 基于体感的老年数字娱乐系统设计与开发研究. 艺术科技, 2017, 30 (8): 105-106.

[78] 中共中央, 国务院. "健康中国 2030" 规划纲要. (2016-10-25). https://www.gov.cn/zhengce/2016-10/25/content_5124174.htm.

[79] 中共中央, 国务院. 中共中央、国务院关于加强新时代老龄工作的意见. (2021-11-24). https://www.gov.cn/zhengce/2021-11/24/content_5653181.htm.

[80] 中国老年学和老年医学学会. 新时代积极应对人口老龄化发展报告. 北京: 华龄出版社, 2019.

[81] 宗晓丽, 肖江波. 民族地区机构养老服务政策执行影响因素探析: 以甘南藏族自治州为例. 北方民族大学学报 (哲学社会科学版), 2021 (2): 120-128.

[82] 邹波. 中国老龄化的现状与积极应对. 中国民政, 2017 (20): 42-44.

二、外文文献

[1] ACHERMAN D, GREENLAND S, BYSTRITSKY A, et al. Side effects and time course of response in a placebo-controlled trial of fluoxetine for the treatment of geriatric depression. Journal of clinical psychopharmacology, 2000 (20): 658-665.

[2] ADAMS K B, SANDERS S, AUTH E A. Loneliness and depression in independently living retirement communities: risk and resilience factors. Journal of aging and mental health, 2004 (8): 475-485.

[3] AGMON M, PERRY C K, PHELAN E, et al. A pilot study of Wii fit exergames to improve balance in older adults. Journal of geriatric physical therapy, 2011, 34 (4): 161-167.

［4］ ALBORES J, MAROLDA C, HAGGERTY M, et al. The use of a home exercise program based on a computer system in patients with chronic obstructive pulmonary disease. Journal of cardiopulmonary rehabilitation and prevention, 2013, 33（1）: 47－52.

［5］ ALHABASH S E, WISE K. PeaceMaker: changing students' attitudes toward Palestinians and Israelis through video game play. International journal of communication, 2012（6）: 356－380.

［6］ AMERICAN PSYCHIATRIC ASSOCIATION. Diagnostic and statistical manual of mental disorders. 5th ed. Washington, D. C.: American Psychiatric Association, 2013.

［7］ ANDERSON-HANLEY C, ARCIERO P J, BRICKMAN A M, et al. Exergaming and older adult cognition: a cluster randomized clinical trial. American journal of preventive medicine, 2012, 42（2）: 109－119.

［8］ ANTONUCCI T C. Attachment, social support, and coping with negative life events in mature adulthood. In CUMMINGS E M, GREENE A L, KARRAKER K. Life span developmental psychology: perspectives on stress and coping. Hillside: Erlbaum, 1991.

［9］ ARTINIAN N T, HARDEN J K, KRONENBERG M W. Pilot study of a web-based compliance monitoring device for patients with congestive heart failure. Heart lung, 2003, 32（4）: 226－233.

［10］ AYLAZ R, AKTÜRK Ü, ERCI B, et al. Relationship between depression and loneliness in elderly and examination of influential factors. Archives of gerontology and geriatrics, 2012, 55（3）: 548－554.

［11］ BANKS M. Collocated multiplayer games and social interaction. London: University College London, 2012.

［12］ BARG F K, HUSS-ASHMORE R, WITTINK M N, et al. A mixed methods approach to understand depression in older adult. Journals of gerontology series B: psychological sciences and social sciences, 2006, 61（6）: 335－337.

［13］ BARRY G, van SCHAIK P, MACSWEEN A, et al. Exergaming（XBOX Kinect™）versus traditional gym-based exercise for postural control, flow and technology acceptance in healthy adults: a randomised controlled trial. BMC sports science, medicine and rehabilitation, 2016, 8 (1): 25.

[14] BANDURA A. Self efficacy: the exercise of control. New York: W. H. Freeman, 1997.

[15] BARUA A, GHOSH M K, KAR N, et al. Prevalence of depressive disorders in the elderly. Annals of saudi medicine, 2011, 31 (6): 620 – 624.

[16] BEEKMAN A T, DEEG D J, BRAAM A W, et al. Consequences of major and minor depression in later life: a study of disability, well-being and service utilization. Psychological medicine, 1997 (27): 1397 – 1409.

[17] BENTLER P M. EQS 6 structural equation manual. Encino: Multivariate Software. , Inc, 2004.

[18] BIRD M L, CLARK B, MILLAR J, et al. Exposure to "exergames" increases older adults' perception of the usefulness of technology for improving health and physical activity: a pilot study. JMIR serious games, 2015, 3 (2): e8.

[19] BLAKE H, MO P, MALIK S, et al. How effective are physical activity interventions for alleviating depressive symptoms in older people? A systematic review. Clinical rehabilitation, 2009, 23 (10): 873 – 887.

[20] BRENES G A, WILLIAMSON J D, MESSIER S P, et al. Treatment of minor depression in older adults: a pilot study comparing sertraline and exercise. Aging & mental health, 2007, 11 (1): 61 – 68.

[21] BRIDLE C, SPANJERS K, PATEL S, et al. Effect of exercise on depression severity in older people: systematic review and meta-analysis of randomised controlled trials. The BMJ, 2012 (201): 180 – 185.

[22] BROWN C N, MCKENNA P. A Wii-related clay-shoveler's fracture. Scientific world journal, 2009 (9): 1190 – 1191.

[23] BROX E, LUQUE L F, EVERTSEN G J, et al. Exergames for elderly: social exergames to persuade seniors to increase physical activity. Dublin: the 5th International Conference on Pervasive Computing Technologies for Healthcare (PervasiveHealth), 2011.

[24] BUDDHARAJU P, PAMIDI N S C P. Mobile exergames-burn calories while playing games on a smartphone. Portland: the 2013 IEEE Conference on Computer Vision and Pattern Recognition, 2013.

[25] CARDWELL M. Dictionary of psychology. Chicago：Fitzroy Dearborn，1996.

[26] CARSTENSEN L L. Motivation for social contact across the life span：a theory of socioemotional selectivity. In JACOB J E. Developmental perspectives on motivation. Lincoln：University of Nebraska Press，1993：209 – 254.

[27] CARVALHO H W，ANDREOLI S B，LARA D R，et al. Structural validity and reliability of the positive and negative affect schedule（PANAS）：evidence from a large Brazilian community sample. Revista brasileira de psiquiatria，2013，35（2）：169 – 172.

[28] CHAO Y Y，MUSANTI R，ZHA P，et al. The feasibility of an exergaming program in underserved older African Americans. Western journal of nursing research，2017：13 – 16.

[29] CHAO Y – Y，SCHERER Y K，MONTGMERY C A，et al. Physical and psychosocial effects of Wii Fit exergames use in assisted living residents：a pilot study. Clinical nursing research，2015，24（6）：589 – 603.

[30] CHEN F F. Sensitivity of goodness of fit indexes to lack of measurement invariance. Structural equation modeling：a multidisciplinary journal，2007，14（3）：499 – 502.

[31] CHENG S T，FUNG H H，CHAN A C. Self-perception and psychological well-being：the benefits of foreseeing a worse future. Psychology and aging，2009，24（3）：623 – 633.

[32] CHI I，CHOU K. Social support and depression among elderly Chinese people in Hong Kong. International journal of aging and human development，2001，52（3）：231 – 252.

[33] CHUA P – H，JUNG Y，LWIN M O，et al. Let's play together：effects of video-game play on intergenerational perceptions among youth and elderly participants. Computers in human behavior，2013，29（6）：2303 – 2311.

[34] CIECHANOWSKI P，WAGNER E，SCHMALING K，et al. Community-integrated home-based depression treatment in older adults：a randomized controlled trial. The journal of the American medical association，2004，291（13）：1569 – 1577.

[35] COHEN S，WILLS T A. Stress，social support，and the buffering hypothesis. Psychological bulletin，1985，98（2）：350 – 353.

[36] CUIJPERS P, SMIT F, STRATEN A V. Psychological treatments of subthreshold depression: a meta-analytic review. Acta psychiatrica scandinavica, 2007, 115 (6): 434 – 441.

[37] CZAJZ S J, LEE C C. Designing computer systems for older adults. In JACKO J A, SEARS A. The human-computer interaction handbook: fundamentals, evolving technologies and emerging applications. Mahwah: Lawrence Erlbaum Associates, 2003: 425.

[38] DALEY A. Exercise and depression: a review of reviews. Journal of clinical psychology in medical settings, 2008 (15): 140 – 147.

[39] DEAN A, KOLODY B, WOOD P. Effects of social support from various sources on depressive in elderly persons. Journal of health and social behavior, 1990, 31 (2): 148 – 161.

[40] DEAN A, KOLODY B, WOOD P, et al. The influence of living alone on depression in elderly persons. Journal of aging and health, 1992, 4 (1): 3 – 18.

[41] DEUTSCH M. An experimental study of the effects of co-operation and competition upon group process. Human relations, 1949, 2 (3): 199 – 231.

[42] DEUTSCH M. A theory of co-operation and competition. Human relations, 1949, 2 (2): 129 – 152.

[43] DEVRIES H A. Tranquilizer effects of exercise: a critical review. Physician and sportsmedicine, 1981 (9): 46 – 55.

[44] DIENER E, EMMONS R A, LARSEN R J, et al. The satisfaction with life scale. Journal of personality assessment, 1985, 49 (1): 71 – 75.

[45] DONKER T, BATTERHAM P J, WARMERDAM L, et al. Predictors and moderators of response to internet-delivered interpersonal psychotherapy and cognitive behavior therapy for depression. Journal of affective disorders, 2013 (151): 343 – 351.

[46] ERNST J M, CACIOPPO J T. Lonely hearts: psychological perspectives on loneliness. Applied and preventive psychology, 1999, 8 (1): 18 – 20.

[47] EWOLDSEN D R, ENO C A, OKDIE B M, et al. Effect of playing violent video games cooperatively or competitively on subsequent cooperative behavior. Cyberpsychology, behavior, and social networking, 2012, 15 (5): 277 – 280.

［48］FIELD D, MINKLER M. Continuity and change in social support between young-old and old-old or very-old age. Journal of gerontology, 1988, 43 (4): 100 – 106.

［49］FORBES E E, WILLIAMSON D E, RYAN N D, et al. Positive and negative affect in depression: influence of sex and puberty. Annals of the New York Academy of Sciences, 2004, 1021 (1): 341 – 347.

［50］FRANZ S I, HAMILTON G V. The effects of exercise upon retardation in conditions of depression. The American journal of psychiatry, 1905 (62): 239 – 256.

［51］FREDRICKSON B L, CARSTENSEN L L. Choosing social partners: how old age and anticipated endings make people more selective. Psychology and aging, 1990, 5 (3): 335 – 347.

［52］FREDRICKSON B L. The role of positive emotions in positive psychology: the broaden-and-build theory of positive emotions. American psychologist, 2001 (56): 218 – 226.

［53］FRITZ B S, AVSEC A. The experience of flow and subjective well-being of music students. Psihološka obzorja/Horizons of psychology, 2007, 16 (2): 5 – 17.

［54］GARFEIN A J, HERZOG A R. Robust aging among the young-old, old-old, and oldest-old. The journals of gerontology series B: psychological sciences and social sciences, 1995, 50 (2): 77 – 87.

［55］GAO Y, MANDRYK R L. The acute cognitive benefits of casual exergame play. Austin: the CHI, 2012.

［56］GENTILE D A, GENTILE J R. Violent video games as exemplary teachers: a conceptual analysis. Journal of youth and adolescence, 2008, 9 (2): 136 – 139.

［57］GERLING K M, SCHILD J, MASUCH M. Exergaming for elderly persons: analyzing player experience and performance. In EIBL M. Mensch & computer. Chemnitz: Oldenbourg Wissenschaftsverlag, 2011: 401 – 411.

［58］GERLING K M, SCHULTE F P, MASUCH M. Designing and evaluating digital games for frail elderly persons. Lisbon: the 8th International Conference on

Advances in Computer Entertainment Technology, 2011.

[59] GILES H, BALLARD D, MCCANN R M. Perceptions of intergenerational communication across cultures: an Italian case. Perceptual and motor skills, 2002, 95 (2): 583 – 591.

[60] GLIES H, GASIORK J. Intergenerational communication practices. In SCHAIE K W, WILLIS S L. Handbook of the psychology of aging. Amsterdam: Elsevier Science, 2010: 233 – 248.

[61] GLESER J, MENDELBERG H. Exercise and sport in mental health: a review of the literature. Israel journal of psychiatry and related science, 1990 (27): 99 – 112.

[62] GRAVES L, STRATTON G, RIDGERS N D, et al. Comparison of energy expenditure in adolescents when playing new generation and sedentary computer games: cross sectional study. The BMJ, 2007 (335): 1282 – 1284.

[63] GOLDEN R N, GAYNES B N, EKSTROM R D, et al. The efficacy of light therapy in the treatment of mood disorders: a review and meta-analysis of the evidence. The American journal of psychiatry, 2005, 162 (4): 656 – 662.

[64] HARINGSMA R, ENGELS G I, CUIJPERS P, et al. Effectiveness of the coping with depression (CWD) course for older adults provided by the community-based mental health care system in the Netherlands: a randomized controlled field trial. International psychogeriatrics, 2006, 18 (2): 307 – 325.

[65] HARWOOD J, GILES H, FOX S, et al. Patronizing young and elderly adults: response strategies in a community setting. Journal of applied communication research, 1993, 21 (3): 211 – 226.

[66] HAYS R D, DIMATTEO M R. A short-form measure of loneliness. Journal of personality assessment, 1987, 51 (1): 69 – 81.

[67] HERZ N B, MEHTA S H, SETHI K D, et al. Nintendo Wii rehabilitation ("Wii-hab") provides benefits in Parkinson's disease. Parkinsonism & related disorders, 2013, 19 (11): 1039 – 1042.

[68] HEYLE L. The older, the lonelier? Risk factors for social loneliness in old age. Ageing and society, 2010, 30 (7): 1177 – 1196.

[69] HILL T, SMITH N D, MANN M F. Role of efficacy expectations in

predicting the decision to use advanced technologies: the case of computers. Journal of applied psychology, 1987, 72 (2): 307 – 313.

[70] HOLLOWAY J, BEUTER A, DUDA J. Self-efficacy and training for strength in adolescent girls. Journal of applied social psychology, 1988, 18 (8): 699 – 719.

[71] HÖRNSTEN C, LÖVHEIM H, NORDSTRÖM P, et al. The prevalence of stroke and depression and factors associated with depression in elderly people with and without stroke. BMC geriatrics, 2016 (16): 174.

[72] HU L, BENTLER P M. Cutoff criteria for fit indexes in covariance structure analysis: conventional criteria versus new alternatives. Structural equation modeling, 1990 (6): 47 – 50.

[73] HUANG F Y, CHUNG H, KROENKE K, et al. Using the patient health questionnaire-9 to measure depression among racially and ethnically diverse primary care patients. Journal of general internal medicine, 2006, 21 (6): 547 – 552.

[74] JESSEN J, CARDIELLO F, BAUN M M. Avian companionship in alleviation of depression, loneliness, and low morale of older adults in skilled rehabilitation units. Psychological reports, 1996, 78 (1): 339 – 348.

[75] JOSEFSSON T, LINDWALL M, ARCHER T. Physical exercise intervention in depressive disorders: meta-analysis and systematic review. Scandinavian journal of medicine and science in sports, 2014 (24): 259 – 272.

[76] KAHLBAUGH P, SPERANDIO A, CARLSON A, et al. Effects of playing Wii on well-being in the elderly: physical activity, loneliness, and mood. Activities, adaptation and aging, 2011, 35 (4): 331 – 344.

[77] KATAJAPUU N, LUIMULA M, THENG Y L, et al. Benefits of exergame exercise on physical functioning of elderly people. Debrecan: the 8th IEEE International Conference on Cognitive Infocommunications, 2017.

[78] KHOO E T, CHEOK A D, NGUYEN T H D, et al. Age invaders: social and physical inter-generational mixed reality family entertainment. Virtual reality, 2008, 12 (1): 3 – 16.

[79] KLOMPSTRA L V, JAARSMA T, STRÖMBERG A. Exergaming in older adults: a scoping review and implementation potential for patients with heart failure.

European journal of cardiovascular nursing, 2014, 13（5）: 388 – 398.

［80］ KOOIMAN B J, SHEEHAN D P. The efficacy of exergames for social relatedness in online physical education. Cogent education, 2015, 2（1）: 60.

［81］ KROENKE K, SPITZER R L, WILLIAMS J B. The PHQ-9: validity of a brief depression severity measure. Journal of general internal medicine, 2001（16）: 606 – 613.

［82］ LAI H L, GOOD M. Music improves sleep quality in older adults. Journal of advanced nursing, 2005, 49（3）: 234 – 244.

［83］ LAKEY B, COHEN S. Social support theory and measurement. In COHEN S, UNDERWOOD L G, GOTTLIEB B H. Social support measurement and intervention: a guide for health and social scientists. Oxford: Oxford University Press, 2000: 29 – 52.

［84］ LAVRETSKY H, KUMAR A. Clinically significant non-major depression: old concepts, new insights. The Amercian journal of geriatric psychiatry, 2002（10）: 248 – 253.

［85］ LEARY M R. Social anxiousness: the construct and its measurement. Journal of personality assessment, 1983, 47（1）: 66 – 75.

［86］ LEE G R, ISHII-KUNTZ K. Social interaction, loneliness, and emotional well-being among the elderly. Research on aging, 1987, 9（4）: 459 – 482.

［87］ LEITH L M. Foundations of exercise and mental health. Morgantown: Fitness Information Technology, 1994.

［88］ LEVINGER I, HARE D, GOODMAN C, et al. The effects of resistance training on depression score of individuals with multiple numbers of metabolic risk factors. Journal of science and medicine in sport, 2010, 12（2）: 34 – 35.

［89］ LI B J, LWIN M O, JUNG Y. Wii, myself, and size: the influence of proteus effect and stereotype threat on overweight children's exercise motivation and behavior in exergames. Games for health journal, 2014, 3（1）: 40 – 48.

［90］ LI J, THENG Y L, FOO S. Game-based digital interventions for depression therapy: a systematic review and meta-analysis. Cyberpsychology, behavior, and social networking, 2014, 17（8）: 519 – 527.

［91］LI J, THENG Y L, FOO S. Effect of exergame on depression：a systematic review and meta-analysis. Cyberpsychology, behavior, and social networking, 2016, 19（1）：34 – 42.

［92］LÖWE B, UNÜTZER J, CALLAHAN C M, et al. Monitoring depression treatment outcomes with the patient health questionnaire-9. Medical care, 2004（42）：1194 – 1201.

［93］LUSZCZYNSKA A, SCHOLZ U, SCHWARZER R. The general self-efficacy scale：multicultural validation studies. The journal of psychology, 2005, 139（5）：439 – 457.

［94］LYNESS J M, KING D A, COX C, et al. The importance of subsyndromal depression in older primary care patients：prevalence and associated functional disability. Journal of the American geriatrics society, 1999（47）：647 – 652.

［95］MACCALLUM R C, AUSTIN J T. Applications of structural equation modeling in psychological research. Annual review of psychology, 2000（51）：201 – 226.

［96］MADDOX G L. Activity and morale：a longitudinal study of selected elderly subjects. Social forces, 1963, 42（2）：195 – 204.

［97］MALHOTRA D. The desire to win：the effects of competitive arousal on motivation and behavior. Organizational behavior and human decision processes, 2010, 111（2）：139 – 146.

［98］MARCELLA A J, DEVOS G, HSU F L K. Culture and self：Asian and Western perspectives. New York：Tavistock, 1985.

［99］MATALLAOUI A, KOIVISTO J, HAMARI J, et al. How effective is "exergamification"？A systematic review on the effectiveness of gamification features in exergames. Hawaii：the 50th Hawaii International Conference on System Sciences, 2017.

［100］MCNARRY M A, MACKINTOSH K A. Investigating the relative exercise intensity of exergames in prepubertal children. Games for health journal, 2016, 5（2）：135 – 140.

［101］MCNEIL J K, LEBLANC E M, JOYNER M. The effect of exercise on depressive symptoms in the moderately depressed elderly. Psychology and aging, 1991, 6（3）: 487 –488.

［102］ MEEKS T W, VAHIA I V, LAVRETSKY H, et al. A tune in "a minor" can "b major": a review of epidemiology, illness course, and public health implications of subthreshold depression in older adults. Journal of affective disorders, 2011（129）: 126 –142.

［103］ MELLECKER R R, MCMANUS A M. Active video games and physical activity recommendations: a comparison of the gamercize stepper, XBOX Kinect and XaviX J-Mat. Journal of science and medicine in sport, 2014, 17（3）: 288 –292.

［104］ MILLINGTON B. Exergaming in retirement centres and the integration of media and physical literacies. Journal of aging studies, 2015（35）: 160 –168.

［105］ MORGAN A J, JORM A F. Self-help interventions for depressive disorders and depressive symptoms: a systematic review. Annals of general psychiatry, 2008（7）: 13.

［106］ MOSSEY J M, KNOTT K A, HIGGINS M, et al. Effectiveness of a psychosocial intervention, interpersonal counseling, for subdysthymic depression in medically ill elderly. Journals of gerontology series A: biological sciences and medical sciences, 1996, 51（4）: 172 –178.

［107］ MOUAWAD M R, DOUST C G, MAX M D, et al. Wii-based movement therapy to promote improved upper extremity function post-stroke: a pilot study. Journal of rehabilitation medicine, 2011, 43（6）: 527 –533.

［108］ MUELLER F, AGAMANOLIS S, PICARD R. Exertion interfaces: sports over a distance for social bonding and fun. Fort Lauderdale: the SIGCHI Conference on Human Factors in Computing Systems, 2003.

［109］ NEUGARTEN B L. Age groups in American society and the rise of the young-old. The annals of the American academy of political and social science, 1974, 415（1）: 187 –198.

［110］ NEVES B B, AMARO F. Too old for technology? How the elderly of Lisbon use and perceive ICT. The journal of community informatics, 2012（8）: 1 –11.

［111］ O'DONOVAN C, HIRSCH E, HOLOHAN E, et al. Energy expended playing Xbox Kinect™ and Wii™ games: a preliminary study comparing single and multiplayer modes. Physiotherapy, 2012, 98 (3): 224 – 229.

［112］OH Y, YANG S. Defining exergames & exergaming. (2010 – 01 – 01) [2023 – 09 – 01]. https://meaningfulplay. msu. edu/proceedings2010/mp2010_ paper_ 63. pdf.

［113］PAN Z, MIAO C, YU H, et al. The effects of familiarity design on the adoption of wellness games by the elderly. Singapore: 2015 IEEE/WIC/ACM International Conference on Web Intelligence and Intelligent Agent Technology (WI-IAT).

［114］PARK S H, HAN K S, KANG C B. Effects of exercise programs on depressive symptoms, quality of life, and self-esteem in older people: a systematic review of randomized controlled trials. Applied nursing research, 2014 (27): 219 – 226.

［115］PARK T, LEE U, MACKENZIE S, et al. Human factors of speed-based exergame controllers. Toronto: the 32nd Annual ACM Conference on Human Factors in Computing Systems, 2014.

［116］PATIL B, SHETTY N, SUBRAMANYAM A, et al. Study of perceived and received social support in elderly depressed patients. Journal of geriatric mental health, 2014, 1 (1): 28 – 31.

［117］PENG W, CROUSE J C, LIN J H. Using active video games for physical activity promotion: a systematic review of the current state of research. Health education and behavior, 2013, 40 (2): 171 – 192.

［118］PETTIGREW T F. Intergroup contact theory. Annual review of psychology, 1998, 49 (1): 65 – 85.

［119］PIERCE D, KUPPART I, HARRY D. Urinary epinephrine and norepinephrine levels in women athletes during training and competition. European journal of applied physiology, 1979 (36): 1 – 6.

［120］PINQUART M, DUBERSTEIN P R, LYNESS J M. Effects of psychotherapy and other behavioral interventions on clinically depressed older adults: a meta-analysis. Aging & mental health, 2007, 11 (6): 645 – 657.

［121］PINQUART M, SÖRENSEN S. How effective are psychotherapeutic and other psychosocial interventions with older adults? A meta-analysis. Journal of mental health and aging, 2001, 7 (2): 207 – 243.

[122] REYNOLDS K E, BEATTY S E. A relationship customer typology. Journal of retailing, 1999, 75 (4): 509 – 523.

[123] RICHARDS D, RICHARDSON T. Computer-based psychological treatments for depression: a systematic review and meta-analysis. Clinical psychology review, 2012 (32): 329 – 342.

[124] RIMER J, DWAN K, LAWLOR D A, et al. Exercise for depression. Cochrane database of systematic reviews, 2012, 11 (7): CD004366.

[125] ROBINSON J, DIXON J, MACSWEEN A, et al. The effects of exergaming on balance, gait, technology acceptance and flow experience in people with multiple sclerosis: a randomized controlled trial. BMC sports science, medicine and rehabilitation, 2015, 7 (1): 8.

[126] RODRÍGUEZ M R, NUEVO R, CHATTERJI S, et al. Definitions and factors associated with subthreshold depressive conditions: a systematic review. BMC psychiatry, 2012, 12 (1): 2.

[127] ROGATKO T P. The influence of flow on positive affect in college students. Journal of happiness studies, 2007, 10 (2): 133.

[128] ROMPPEL M, HERRMANN-LINGEN C, WACHTER R, et al. A short form of the general self-efficacy scale (GSE-6): development, psychometric properties and validity in an intercultural non-clinical sample and a sample of patients at risk for heart failure. GMS psycho-social-medicine, 2013 (10).

[129] ROSENBERG D, DEPP C A, VAHIA I V, et al. Exergames for subsyndromal depression in older adults: a pilot study of a novel intervention. The American journal of geriatric psychiatry, 2010, 18 (3): 221 – 226.

[130] RUGGIERO D. The effect of a persuasive social impact game on affective learning and attitude. Computers in human behavior, 2015 (45): 213 – 221.

[131] RUSSELL D W. UCLA loneliness scale (version 3): reliability, validity, and factor structure. Journal of personality assessment, 1996 (66): 20 – 40.

[132] RUSSELL W D, KRAFT J A, SELSOR C W, et al. Comparison of acute psychological effects from "exergames" vs. traditional exercise. Athletic

insight, 2010, 2 (3): 251 – 267.

[133] SCHERMELLEH-ENGEL K, MOOSBRUGGER H, MÜLLER H. Evaluating the fit of structural equation models: tests of significance and descriptive goodness-of-fit measures. Methods of psychological research, 2003, 8 (2): 23 – 74.

[134] SCHOEVERS R A, SMIT F, DEEG D J, et al. Prevention of late-life depression in primary care: do we know where to begin? The American journal of psychiatry, 2006 (163): 1611 – 1621.

[135] SCHULZ U, SCHWARZER R. Soziale unterstützung bei der krankheitsbewältigung: die berliner social support skalen (BSSS). Diagnostica, 2003 (49): 77 – 81.

[136] SCHUTTER B D, ABEELE V V. Meaningful play in elderly life. Montreal: the International Communication Association, 2008.

[137] SCHWARZER R, JERUSALEM M. Generalized self-efficacy scale. In WEINMAN J, WRIGHT S, JOHNSTON M. Measures in health psychology: a user's portfolio. Causal and control beliefs. Windsor: NFER-NELSON, 1995: 35 – 37.

[138] SHIN J H, PARK S B, JANG S H. Effects of game-based virtual reality on health-related quality of life in chronic stroke patients: a randomized, controlled study. Computers in biology and medicine, 2015 (63): 92 – 98.

[139] SIDERIDIS G, SIMOS P, PAPANICOLAOU A, et al. Using structural equation modeling to assess functional connectivity in the brain power and sample size considerations. Educational and psychological measurement, 2014, 74 (5): 751 – 754.

[140] SINGH A, MISRA N. Loneliness, depression and sociability in old age. Industrial psychiatry journal, 2009, 18 (1): 51 – 55.

[141] SJÖSTEN N, KIVELÄ S L. The effects of physical exercise on depressive symptoms among the aged: a systematic review. International journal of geriatric psychiatry, 2006 (21): 410 – 418.

[142] SMYTH J M. Beyond self-selection in video game play: an experimental examination of the consequences of massively multiplayer online role-playing game play. Cyberpsychology & behavior, 2007, 10 (5): 717 – 721.

[143] SPARKS D, CHASE D, COUGHLIN L. Wii have a problem: a review of self-reported Wii related injuries. Inform prim care, 2009, 17 (1): 55 - 57.

[144] SPARKS D A, COUGHLIN L M. CHASE D M. Did too much Wii cause your patient's injury? Journal of family practice, 2011, 60 (7): 404 - 409.

[145] STAIANO A E, ABRAHAM A A, CALVERT S L. Motivating effects of cooperative exergame play for overweight and obese adolescents. Journal of diabetes science and technology, 2012, 6 (4): 812 - 819.

[146] STANTON R, REABURN P. Exercise and the treatment of depression: a review of the exercise program variables. Journal of science and medicine in sport, 2014 (17): 177 - 182.

[147] SUN H. Impact of exergames on physical activity and motivation in elementary school students: a follow-up study. Journal of sport and health science, 2013, 2 (3): 138 - 145.

[148] TAJFEL H. Social identity and intergroup relations. Cambridge: Cambridge University Press, 2010.

[149] TERMAN M, TERMAN J S, QUITIN F M, et al. Light therapy for seasonal affective disorder: a review of efficacy. Neuropsychopharmacology, 1989, 2 (1): 1 - 22.

[150] THENG Y L, CHUA P H, PHAM T P. Wii as entertainment and socialisation aids for mental and social health of the elderly. Austin: the CHI'12 Extended Abstracts on Human Factors in Computing Systems, 2012.

[151] TOMAKA J, THOMPSON S, PALACIOS R. The relation of social isolation, loneliness, and social support to disease outcomes among the elderly. Journal of aging and health, 2006, 18 (3): 359 - 384.

[152] UNITED NATIONS. World Population Ageing. (2015 - 12 - 01). https://doi. org/10. 18356/88fa44e7-en.

[153] VAUX C L. A discussion of physical exercise and recreation. American journal of physical medicine and rehabilitation, 1926 (6): 303 - 333.

[154] VERHEIJDEN KLOMPSTRA L, JAARSMA T, STRÖMBERG A. Exergaming in older adults: a scoping review and implementation potential for patients with heart failure. European journal of cardiovascular nursing, 2014, 13 (5):

388 – 398.

[155] VERNADAKIS N, PAPASTERGIOU M, ZETOU E, et al. The impact of an exergame-based intervention on children's fundamental motor skills. Computers & education, 2015 (83): 90 – 102.

[156] WANDS K A. Differences between the old-old and the young-old on measures of intelligence and capability. Nebraska: the University of Nebraska, 1996.

[157] WARMERDAM L, STRATEN A, TWISK J, et al. Internet-based treatment for adults with depressive symptoms: randomized controlled trial. Journal of medical internet research, 2008, 10 (4): 44.

[158] WATSON D, CLARK L A, TELLEGEN A. Development and validation of brief measures of positive and negative affect: the PANAS scales. Journal of personality and social psychology, 1988, 54 (6): 1063 – 1070.

[159] WICHERS M, JACOBS N, DEROM C, et al. Depression: too much negative affect or too little positive affect? Twin research and human genetics, 2012, 10 (S1): 19 – 20.

[160] WILLS T A. Supportive functions of interpersonal relationships. In COHEN I S, SYME L. Social support and health. Orlando: Academic Press, 1985: 61 – 82.

[161] WOLLERSHEIM D, MERKES M, SHIELDS N, et al. Physical and psychosocial effects of Wii video game use among older women. International journal of emerging technologies and society, 2010, 8 (2): 85 – 98.

[162] WU Z. Determinants for elderly exercise intentions: a comparative study between exergame and traditional exercise. Singapore: Nanyang Technological University, 2012.

[163] WU Z, LI J, THENG Y L. Examining the influencing factors of exercise intention among older adults: a controlled study between exergame and traditional exercise. Cyberpsychology, behavior, and social networking, 2015, 18 (9): 521 – 527.

[164] XU X, LI J, PHAM T P, et al. Improving psychosocial well-being of older adults through exergaming: the moderation effects of intergenerational communication and age cohorts. Games for health journal, 2016, 5 (6): 389 – 397.

［165］YU J，KIM J．Effects of a physical activity program using exergame with elderly women．Journal of Korean academy of nursing，2015，45（1）：84 – 96．

［166］YUEN H K，HOLTHAUS K，KAMEN D L，et al．Using Wii Fit to reduce fatigue among African American women with systemic lupus erythematosus：a pilot study．Lupus，2011，20（12）：1293 – 1299．

［167］ZENG N，POPE Z，LEE J E，et al．A systematic review of active video games on rehabilitative outcomes among older patients．Journal of sport and health science，2017，6（1）：33 – 43．

［168］BIDDISS E，IRWIN J．Active video games to promote physical activity in children and youth：a systematic review．Archives of pediatrics and adolescent medicine，2010，164（7）：664 – 672．

［169］CACIOPPO T J，HUGHES M E，WAITE L J，et al．Loneliness as a specific factor of depressive symptoms：cross sectional and longitudinal study．Psychology and aging，2006，21（1）：141 – 151．

［170］CARSTENSEN L L，PASUPATHI M，MAYR U，et al．Emotional experience in everyday life across the adult life span．Journal of personality and social psychology，2000，79（4）：644 – 655．

［171］CHAN M F，CHAN E A，MOL E．Effects of music on depression and sleep quality in elderly people：a randomised controlled trial．Complementary therapies in medicine，2010（18）：150 – 159．

［172］CHAO Y-Y，MUSANTI R，ZHA P，KATIGBAK C．The feasibility of an exergaming program in underserved older African Americans．Western journal of nursing research，2017．

［173］CHEN C H，WANG KC，LIN Y H．The comparison of solitary and collaborative modes of game-based learning on students' science learning and motivation．Educational technology & society，2015，18（2）：237 – 248．

［174］COLOMBO G，BUONO M D，SMANIA K，et al．Pet therapy and institutionalized elderly：a study on 144 cognitively unimpaired subjects．Archives of gerontology and geriatrics，2006，42（2）：207 – 216．

［175］CRITES S L，FABRIGAR L R，PETTY R E．Measuring the affective and cognitive properties of attitudes：conceptual and methodological issues．Personality and social psychology bulletin, 1994, 20 (6): 619 – 634.

[176] DIENER E, EMMONS R A. The independence of positive and negative affect. Journal of personality & social psychology, 1984, 47 (5): 1105 – 1117.

[177] GRAVES L E F, RIDGERS N D, WILLIAMS K, et al. The physiological cost and enjoyment of Wii Fit in adolescents, young adults, and older adults. Journal of physical activity and health, 2010 (7): 393 – 401.

[178] HOUSE J S. Social isolation kills, but how and why? Psychosomatic medicine, 2001, 63 (2): 273 – 274.

[179] HUMMERT M L. Stereotypes of the elderly and patronizing speech. Sage focus editions, 1994 (173): 162 – 184.

[180] ISBISTER K. Enabling social play: a framework for design and evaluation. In BERNHAUPT R. Evaluating user experience in games. Springer London, 2010: 11 – 22.

[181] JUNG Y, LI K J, JANISSA N S, et al. Games for a better life: effects of playing Wii games on the well-being of seniors in a long-term care facility Sydney: the Sixth Australasian Conference on Interactive Entertainment, 2009.

[182] KEMPF K, MARTIN S. Autonomous exercise game use improves metabolic control and quality of life in type 2 diabetes patients-a randomized controlled trial. BMC endocrine disorders, 2013 (13): 57.

[183] KEOGH J W L, POWER N, WOOLLER L, et al. Physical and psychosocial function in residential aged-care elders: effect of Nintendo Wii Sports games. Journal of aging and physical activity, 2014 (22): 235 – 244.

[184] KHARICHA K, ILIFFE S, HARARI D, et al. Health risk appraisal in older people 1: are older people living alone an "at-risk" group? British journal of general practice, 2007, 57 (537): 271 – 276.

[185] KORT Y A W D, IJSSELSTEIJN, W A. People, places, and play: player experience in a socio-spatial context. Computers in entertainment, 2008, 6 (2): 1 – 11.

[186] LANGFORD C P H, BOWSHER J, MALONEY J P. Social support: a conceptual analysis. Journal of advanced nursing, 1997, 25: 95 – 100.

[187] LAWLOR D A, HOPKER S W. The effectiveness of exercise as an intervention in the management of depression: systematic review and meta-regression

analysis of randomized controlled trials. The BMJ, 2001 (322): 763 – 767.

[188] LEE C T, YEH C J, LEE M C, et al. Social support and mobility limitation as modifiable predictors of improvement in depressive symptoms in the elderly: results of a national longitudinal study. Archives of gerontology and geriatrics, 2012, 55 (3): 530 –538.

[189] LEE S, KIM W, PARK T, et al. The psychological effects of playing exergames: a systematic review. Cyberpsychology, behavior, and social networking, 2017, 20 (9): 513 –532.

[190] LI J, ERDT M, CHEN L, et al. The social effects of exergames on older adults: systematic review and metric analysis. Journal of medical internet research, 2018, 20 (6): e10486.

[191] MARTIN A, RIEF W, KLAIBERG A. Validity of the brief patient health questionnaire mood scale (PHQ-9) in the general population. General hospital psychiatry, 2006, 28 (1): 71 –77.

[192] MCAULEY E, BANE S, MIHALKO S L. Exercise in middle-aged adults: self-efficacy and self-presentational outcomes. Preventive medicine, 1995 (24): 319 –328.

[193] MELDRUM D, HERDMAN S, VANCE R, et al. Effectiveness of conventional versus virtual reality-based balance exercises in vestibular rehabilitation for unilateral peripheral vestibular loss: results of a randomised controlled trial. Archives of physical medicine and rehabilitation, 2015, 96 (7): 1319 –1328.

[194] MHATRE P V, VILARS I, STIBB S M, et al. Wii fit balance board playing improves balance and gait in Parkinson disease. Physical medicine and rehabilitation, 2013, 5 (9): 769 –777.

[195] MULLINS N M, TESSMER K A, MCCARROLL M L, et al. Physiological and perceptual responses to Nintendo Wii Fit in young and older adults. International journal of exercise science, 2012, 5 (1): 79 –92.

[196] NAUGLE K E, NAUGLE K M, WIKSTROM E A. Cardiovascular and affective outcomes of active gaming: using the nintendo Wii as a cardiovascular training tool. Journal of strength & conditioning research, 2014, 28 (2): 443 –451.

[197] PENG W, HSIEH G. The influence of competition, cooperation, and

player relationship in a motor performance centered computer game. Computers in human behavior, 2012, 28 (6): 2100 – 2106.

[198] PLANINC R, NAKE I, KAMPEL M. Exergame design guidelines for enhancing elderly's physical and social activities. Porto: the Third International Conference on Ambient Computing, Applications, Services and Technologies, 2013.

[199] RAGLIO A, BELLANDI D, BALARDI P, et al. Music therapy in frontal temporal dementia: a case report. Journal of the American geriatrics society, 2012, 60 (8): 1578 – 1579.

[200] RENDON A A, LOHMAN E B, THORPE D, et al. The effect of virtual reality gaming on dynamic balance in older adults. Age and ageing, 2012, 41 (4): 549 – 552.

[201] SCHOLZ U, GUTIÉRREZ-DOÑA B, SUD S, et al. Is general selfefficacy a universal construct? Psychometric findings from 25 countries. European journal of psychological assessment, 2002, 18 (3): 242 – 251.

[202] SCHREDER G, SMUC M, SIEBENHANDL K. Age and computer self-efficacy in the use of digital technologies: an investigation of prototypes for public self-service terminals. Las Vegas: the 7th International Conference on Universal Access in Human-Computer Interaction: User and Context Diversity, 2013.

[203] SCHULZ U, SCHWARZER R. Long-term effects of spousal support on coping with cancer after surgery. Journal of social and clinical psychology, 2004, 23 (5): 716 – 732.

[204] STAIANO A E, CALVERT S L. Exergames for physical education courses: physical, social, and cognitive benefits. Child development perspectives, 2011, 5 (2): 93 – 98.

[205] SU D, WU X N, ZHANG Y X, et al. Depression and social support between China' rural and urban empty-nest elderly. Archives of gerontology and geriatrics, 2012, 55 (3): 564 – 569.

[206] TAI J. Old and home alone in Singapore. The strait times, 2015 – 08 – 18.

[207] TOULOTTE C, TOURSEL C, OLIVIER N. Wii fit? training vs. adapted physical activities: which one is the most appropriate to improve the balance of independent senior subjects? a randomized controlled study. Clinical rehabilitation,

2012, 26 (9): 827 - 835.

[208] TREPTE S, REINECKE L, JUECHEMS K. The social side of gaming: how playing online computer games creates online and offline social support. Computers in human behavior, 2012, 28 (3): 832 - 839.

[209] VAGHETTI C A O, DUARTE M A, RIBEIRO P O, et al. Using exergames as social networks: testing the flow theory in the teaching of physical education. SBS-proceedings of sbgames, 2012.

[210] VERSTRATEN P F J, BRINKMANN W L J H, STEVENS N L, et al. Loneliness, adaptation to vision impairment, social support and depression among visually impaired elderly. International congress series, 2005 (1282): 317 - 321.

[211] WATSON D, MANDRYK R, STANLEY K. The design and evaluation of a classroom exergame. ACM international conference proceeding series, 2013 (10): 34 - 41.

[212] ZHANG F, KAUFMAN D. Can playing massive multiplayer online role playing games (MMORPGs) improve older adults' socio-psychological wellbeing? In FILIPE J, ASHISH G, PRATES R O, et al. Communications in Computer and Information Science. Berlin: Springer Group, 2016.

[213] XIANG X, LEGGETT A, HIMLE J A, etl al. Major deperssion and subthersold depression among older adults receiving home care. The American journal of the American association for geriatric psychiatry, 2018, 26 (9): 939 - 949.

[214] ACKERMAN D, GREENLAND S, BYSTRITSKY A, et al. Side effects and time course of response in a placebo-controlled trial of fluoxetine for the treatment of geriatric depression. Journal of clinical psychopharmacology, 2000, 20 (6): 658 - 665.

[215] ATCHLEY R C. A continuity theory of normal aging. The gerontologist, 1989, 29 (2): 183 - 190.

[216] CHANG S, CHEN C. Effects of music therapy on women's physiologic measures, anxiety, and satisfaction during cesarean delivery. Research in nursing and health, 2005, 28 (6): 453 - 461.

[217] ERIKSON E H. Identity and the Life Cycle. New York: W. W. Norton & Company, 1980.

[218] FLINT A, RIFAT S. The treatment of psychotic depression in later life: a

comparison of pharmacotherapy and ECT. International journal of geriatric psychiatry, 1998, 13 (1): 23 – 28.

[219] LAI H L, GOOD M. Music improves sleep quality in older adults. Journal of advanced nursing, 2005, 49 (3): 234 – 244.

[220] MCCAFFREY R. Music listening, its effects in creating a healing environment. Journal of psychosocial nursing, 2008, 46 (10): 39 – 44.

[221] OXMAN T E, SENGUPTA A. Treatment of minor depression. The American journal of geriatric psychiatry, 2002, 10 (3): 256 – 264.

[222] SPEK V, CUIJPERS P, NYKLíCEK I, et al. Internet-based cognitive behaviour therapy for symptoms of depression and anxiety: a meta-analysis. Psychological medicine, 2007, 37 (3): 319 – 328.

[223] NELIS S, HOLMES E A, RAES F. Response styles to positive affect and depression: concurrent and prospective associations in a community sample. Cognitive therapy and research, 2015, 39 (4): 480 – 491.

[224] DAVIS-BERMAN J. Self-efficacy and depressive symptomatology in older adults: an exploratory study. The international journal of aging and human development, 1988, 27 (1): 35 – 43.

[225] MARINO P, SIREY J A, et al. Impact of social support and self-efficacy on functioning in depressed older adults with chronic obstructive pulmonary disease. International journal of chronic obstructive pulmonary disease, 2008, 3 (4): 713 – 718.

[226] ANAS M, AKHOURI D. Positive and negative affect in depressed and normal adults. Journal of Indian health psychology, 2013, 8 (1): 61 – 68.

[227] CAMERON I D, GILLESPIE L D, ROBERTSON M C, et al. Interventions for preventing falls in older people in care facilities and hospitals. Cochrane database of systematic reviews, 2012, 12: CD005465.

[228] CZAJA S J, LEE C C. Designing computer systems for older adults. In JACKO J A, SEARS A. The human-computer interaction handbook: fundamentals, evolving technologies and emerging applications. Lawrence Erlbaum Associates, 2003: 245.

[229] DANHAUER S C, LEGAULT C, BANDOS H, et al. Positive and

negative affect, depression, and cognitive processes in the cognition in the study of tamoxifen and raloxifene (Co-STAR) trial. Aging, neuropsychology, and cognition, 2013, 20 (5): 532 –552.

[230] FISK A D, ROGERS A R, CHARNESS N, et al. Designing for older adults-principles and creative human factors approaches. Cachan: CRC Press, 2004.

[231] JIMISON H, GORMAN P, WOODS S, et al. Barriers and drivers of health information technology use for the elderly, chronically ill, and underserved. Evidence report/technology assessment, 2008 (175): 1 –1422.

[232] LÖWE B, UNÜTZER J, CALLAHAN C M, et al. Monitoring depression treatment outcomes with the patient health questionnaire-9. Medical care, 2004 (42): 1194 –1201.

[233] PHILLIPS E M, SCHNEIDER, J C, MERCER G R. Motivating elders to initiate and maintain exercise. Archives of physical medicine and rehabilitation, 2004, 85 (7 Suppl 3): S52 –57.

[234] SCHWARZER R, JERUSALEM M. Generalized self-efficacy scale. In WEINMAN J, WRIGHT S, JOHNSTON M. Measures in health psychology: a user's portfolio causal and control beliefs. Windsor, UK: NFER-NELSON, 1995: 35 –37.

[235] BOLLEN K A. Structural equations with latent variables. New York: John Wiley & Sons, Inc., 1989.

[236] LAM J, SIT C H, MCMANUS A M. Play pattern of seated video game and acive "exergame" alternatives. Journal of exercise science & fitness, 2011 (9): 24 –30.

[237] LI K A, COUNTS S. Exploring social interactions and attributes of casual multiplayer mobile gaming. Singapore: the 4th International Conference on mobile technology, applications, and systems and the 1st International Symposium on Computer human interaction in mobile technology, 2007.

[238] LÖWE B, UNÜTZER J, CALLAHAN C M, et al. Monitoring depression treatment outcomes with the patient health questionnaire-9. Medical care, 2004 (42): 1194 –1201.

[239] SJÖSTEN N, KIVELÄ S L. The effects of physical exercise on depressive symptoms among the aged: a systematic review. International journal of geriatric psychiatry, 2006 (21): 410 –418.